P. KIRCHHEIM VERLAG

Mauricio Ortiz

Über den Körper

Mauricio Ortiz

Über den Körper

Aus dem Spanischen von Maralde Meyer-Minnemann

P. KIRCHHEIM VERLAG

VORWORT
von Antonio Tabucchi 15

ERSTER TEIL
Das Unterseeboot 27
Vogelfangen 28
Jonglierereien 29
Augenlichter 32
Aufwachen 34
Aa 36
Zyklen über Zyklen 38
Spiegel und Maske 40
Schwielen 42
Makelloses Fleisch 44
Wenn man mich nach der Seele fragt 46
Flecken 47
Das Geflecht der Tage 49
Der gefischte Fischer 52
Almita, das Seelchen 54
Stille 56
Unterhaltung 57
Freunde 59
Das Lächeln in der Blüte 61
Retrographie 62

ZWEITER TEIL
Koma 67
Blut 69
Die rote Flut 71
Im Rhythmus des Herzens 73
Atem 75

Zugleich innen und außen	77
Voll und leer	80
Unveränderliche Kennzeichen	82
Mit dem rechten Fuß	84
Die Brille	86
Violette Sonnen	87
Die Natur des Nystagmus	88
Und Sie?	90
Unser Körper	92
Hohler Kopf	94
Wie essen Sie eigentlich?	96
Angeberei	98
Was für ein Lachen	100
Furze	102
Heiliges Tier	103
Und ein Stück vom Hals	104
Der Staphylokokken-Club	107
Pocken im Alter	109
Ein feiner Diamant	111
Jahrestage	113
Ende der Reise	115

DRITTER TEIL

Genesis	119
Schwarze Perle	121
Die Liebe entweicht	122
Seekarte	123
Nacht mit Fröschen	124
Erinnerungen	125
Ich erinnere mich an dich	127
Dabei liebe ich dich doch so sehr	129

Gesichter sehen wir	131
Saft	133
Masturbation	135
Gipfel am Himmel	137
Der Werinaiss	138
Familienjuwelen	140
Haariges	142
Souvenir	144
Ein zarter Duft	145
Liebe von der guten Sorte	146
Wer bloß?	148
Der Krieg der Geschlechter	150

VIERTER TEIL

Athlet	155
Im Park	156
Die Farben der Tage	158
Tiefgründiges	160
Ringe	161
Bis wohin?	163
Verflüchtigung	165
Der Verrückte auf dem Stein	167
Die Wahrheit	169
Freaks	171
Neurotisch, na und?	173
Blühende Jacarandabäume	175
Adieu, mein Bart	176
Leere Stunden	178
Umzug	180
Nur Worte	182
Das Gesicht der Toten	184

Foto mit schlafender Frau	186
Solitaire	188
Morpheus' Orakel	191
Der Wehrtum	193
Sternenglitzern	195
Der Tag beginnt	196

Für Ana, Daniela und Diego

VORWORT

Der Körper, aber was ist das eigentlich? 1999 habe ich eine Reise nach Mexiko gemacht. Unter den Erinnerungen, die ich von dieser Reise mitgebracht habe (viele wunderschöne, einige unauslöschliche) ist ein Buch, das ich während einer Ruhepause auf der Halbinsel Yucatán im Schatten einer Palme in den Ruinen von Tulum gelesen habe. Es war, wie bestimmte wichtige Dinge im Leben, ein durch Zufall gefundenes Buch (Reisen sind auch dafür gut: den Zufall herbeizurufen). Es war ein Buch, das von einem winzigen Verlag herausgegeben worden war, im Grunde genommen eine Autorenedition, eines dieser Bücher, die auf den Regalen der großen Buchhandlungen selten zu finden sind und die sich dadurch auszeichnen, daß sie auf ungeklärte, fast heimliche Weise in den Umlauf kommen, etwa so wie eine Flaschenpost. Da ich das Glück gehabt hatte, diese Flasche aufzusammeln, wollte ich auch eine Botschaft in der Flasche aufgeben und schickte vom Karibischen Meer ein Fax an die Zeitung *El País*, in der es damals eine Kolumne mit dem Titel *El Desasosiego, Die Unruhe* gab. Die Überschrift des Artikels, der erschien, als ich bereits nach Europa zurückgekehrt war, lautete: »Begegnungen in Mexiko: ein Buch«, und darin war unter anderem Folgendes zu lesen:

»An einem Strand in Yucatán lese ich gerade ein Buch über den Körper. Sein Titel lautet, der Logik gehorchend, *Über den Körper*. Sein Autor heißt Mauricio Ortiz und als Verleger ist angegeben Ortega y Ortiz, Mexiko, 1997. Ich weiß nicht (und entschuldige mich dafür), wer Mauricio Ortiz ist, den ich seither zu meinen neuen Freunden zähle. Eine kurze Notiz zum Buch sagt mir, daß die darin enthaltenen Texte ursprünglich in den Wissenschaftsseiten der Zeitung *La Jornada* in einer Kolumne erschienen sind, deren Titel wiederum dem Buch seinen Titel gab. Ist er Arzt? Physiologe? Anatomiepathologe? Biologe? Naturheilkundler? Mag sein, aber für mich ist er vor allem ein ausgezeichneter Schriftsteller. Seine kurzen (oft äußerst kurzen) Texte sprechen, wie Titel (und Thema) verlangen, über den Körper. Über unseren Körper. Über den Rhythmus seines Blutkreislaufs, seinen Atem, seine Ejakulationen, seine Menstruationen, seine Triumphe und seine Niederlagen; und es ist schwierig, die schönsten Texte unter denen auszuwählen, die die einfachsten oder kompliziertesten Funktionen unseres Körpers behandeln. Der arme Sphinkter oder das stolze Pulsieren der Venen, das auf den Ruf des Eros reagiert? Die Geschmackspapillen, die über proustsche Geschmacksempfindungen die verlorene Zeit suchen, oder der verachtenswerte Augenblick eines durch Masturbation hervorgerufenen Orgasmus? *Aa, Hornhaut, Blut, Atem, Furze, Der Club der Staphylokokken, Das Gesicht der Toten,* usw. So lauten die Titel dieser Texte, die altes Wissen, zersetzende Ironie, großes Mitleid mit dem Fleischlichen und – vor allem – ein schlichter Stil auszeichnet, der punktgenau ist wie ein Laserstrahl. Leider reicht der Platz auf dieser Seite nicht, um die Beispiele anzuführen, die ich gern zitiert hätte. Ich beschränke mich deshalb darauf, eine Flaschenpost an Verleger, die mich möglicherweise lesen, mit dem Ziel auszuwerfen, diesem kleinen großartigen und oft genialen Büchlein Verbreitung in anderen Ländern und in anderen Sprachen zu verschaffen.«

Jetzt erblickt dieses Buch erneut das Licht der Welt und zwar verdientermaßen in einem wichtigen Verlag, und ich werde eingeladen, es vorzustellen. Inzwischen sind sein Autor und ich Freunde geworden, ohne uns je persönlich kennengelernt zu haben: wir haben einander geschrieben, haben miteinander telefoniert. Es ist schon merkwürdig, ein Vorwort für einen Freund zu verfassen, der ein Buch über den Körper geschrieben hat, ohne diesen Freund persönlich zu kennen. Nicht einmal sein Gesicht zu kennen. Mauricio ist für mich ein Freund ohne Körper, er ist nur eine Stimme am Telefon.

Aber auch die Stimme ist Körper. In der Tat, bis wohin reicht eigentlich der Körper? Mauricio fragt sich das in einem der Texte, die mir am besten gefallen haben (Bis wohin?), und fährt dann fort,»bis hinunter zu den Füßen, selbstverständlich, und hinauf bis zu den Haarspitzen. Rundum bis zur Haut und danach, wohin die Arme reichen und die Beine uns führen. Er reicht auch so weit er hören kann, und auch wie die Töne gelangen, die er von sich gibt.«

Auch die Stimme ist Körper. Die Stimme oder Phonation wird vom Kehlkopf ausgestoßen. In der medizinischen Enzyklopädie, die ich im Hause habe, wird der Kehlkopf folgendermaßen definiert:»Hohles, halbfestes Organ, das durch eine Reihe untereinander durch Sehnen und Muskeln verbundenen Knorpeln besteht und innen mit Schleimhaut ausgekleidet ist. Sein oberer Teil kommuniziert mit dem Rachen und sein unterer Teil mit der Luftröhre. Seine Hauptfunktionen sind: das Atmen; die Trennung des Verdauungsapparates von den Atemwegen durch die Epiglottis; die Stimmgebung, das heißt die Bildung von Tönen, die Stimme.«

Was aber ist die Stimme?

»Die Anzahl der Worte ist beschränkt, die der Intonationen unendlich« bemerkt Diderot im *Salon de 1767*. Hier ist es Diderot, der Philosoph, der spricht, der Autor des Briefes über die Tauben und Stummen zum Gebrauch für jene, die sprechen, und der im Folgenden sagt: »Die Intonation ist das Bild des Seelenzustandes durch den Tonfall der Stimme.« »Und diese Intonation«, fährt er fort, »ist wie der Regenbogen.« Die menschliche Stimme ist ein Regenbogen: ein unmerklicher Übergang vom Grün übers Violett zum Gelb, zum Orange. Jede menschliche Stimme hat ihre besondere Intonation, um die Gefühle auszudrücken, die Diderot mit den Farben des Regenbogens vergleicht. Die Linguisten haben dieses Phänomen nicht nur theoretisch sondern auch experimentell mit Hilfe eines Stimmsynthezisers untersucht, der in einer Grafik die Intensität, die Dauer und die Frequenzkurve zeigt, die die Melodie eines Satzes in Funktion zum ausgedrückten Gefühl bestimmen. Ivan Fónagy, der sich lange mit diesem Aspekt der Psychophonetik beschäftigte, hat die Intonation als »die Projektion der Larynx-Mimik in den Raum« definiert. Die Stimme projiziert Schallwellen in den Raum, die sich in Funktion zum Seelenzustand ändern. So gesehen ist die Stimme eine Geste. Und die »Stimmgestik«, die Fónagy auch »Glottis-Mimik« nennt, »dient mehr und besser als die Gesten mit der Hand dazu, vertrauliche Botschaften weiterzugeben«.

Der Körper reicht über seine eigenen Grenzen hinaus.

Aber was ist eigentlich der Körper?

Für die alten Griechen ist er der Sitz der ästhetischen Vollkommenheit. Die Vorstellung der höchsten Schönheit ist im Körper verwirklicht, in ihm liegt etwas Göttliches (und tatsächlich besitzen die griechischen Götter einen Körper). Später kommt das Bildnis Christi am Kreuz. Es ist ein schmaler, gequälter, von Wunden bedeckter Körper, der mit seinem Leiden dem klassischen Ideal ein Ende bereitet: Der Körper ist nunmehr Sitz des Schmerzes. Im Inneren des Körpers wohnt die Seele, und, um die Schönheit der Seele zu steigern, muß der Körper gezüchtigt werden. Die ersten christlichen Heiligen sind Anachoreten, sie gehen in die Wüste, um für ihre Sünden zu büßen, sie ernähren sich von Wurzeln und Heuschrecken. Oder sie ziehen sich auf eine Säule zurück, wo sie, ohne je wieder herunterzusteigen, ihr Leben verbringen: als reglose Denkmäler des eigenen, gedemütigten Körpers. Sie sind die Säulenheiligen.

Für die Philosophen und Künstler der Renaissance ist der Körper der Kosmos, dessen Ebenbild, die Vollkommenheit der Sphären. Leonardo zeichnet den Körper in einen vollkommenen Kreis, dem Zentrum und Umriß des Gleichgewichts der Geometrie. Andreas Vesalius gibt auf seinen Kupferstichen die gesamte Anatomie des menschlichen Körpers: *De humani corporis fabrica* wieder.

Während des Barock erziehen die mystischen Dichterinnen den Körper dazu, leidend zu genießen. Buße, Opfer, Ekstasen, Orgasmen: Die Heilige Terese von Lisieux, Sor Juana Inés de la Cruz. Aber in dieser Epoche beginnt man bereits darüber nachzudenken, daß ein Mensch, bevor sein Körper gefangengenommen und bestraft wird, ein Recht darauf hat, den Grund seiner Gefangennahme zu erfahren und mit einem Verteidiger zu sprechen und als unschuldig angesehen zu werden, solange seine Schuld nicht bewiesen ist. Es ist das Kirchengesetz aus dem Jahre 1679 das die Bezeichnung *Habeas corpus* tragen wird.

Doch wie frivol ist der Körper im 18. Jahrhundert. Jetzt gilt es, Schuhe aus Atlas und Seidenstrümpfe zu tragen und auf Zehenspitzen Menuette zu tanzen und kunstvolle Perücken aufzusetzen. Darunter machen sich die Läuse breit, aber das ist unwichtig. Der Körper des Sonnenkönigs im prächtigen Schloß von Versailles kennt keine Badewanne, jedoch, um das zu kompensieren, jede Menge Parfüms! Dennoch beginnt inmitten all der Frivolität sich systematisch und demokratisch die Wissenschaft zu entwickeln: Diderot, D'Alambert und andere erfinden die Enzyklopädie und darin wird ganz besonderes Augenmerk auf den Körper gerichtet.

Und dann kommt das so wissenschaftliche, positivistische 19. Jahrhundert. Man beginnt, den organischen Ursprung der Krankheiten zu begreifen. Aber man glaubt auch, daß man, indem man den Körper beobachtet, zugleich auch die Seele begreifen könne. Sag mir welches Gesicht du hast und ich werde dir sagen, wer du bist, behauptet Cesare Lombroso. Deine Augenbrauen sind zusammengewachsen. Dann bist du ein geborener Mörder. Deine Stirn ist niedrig und eingefallen? Dann bist du ein Dieb und ein Lügner. In seinem Kabinett des Dr. Caligari sammelt Lombroso Hunderte von Fotoplatten von Verbrechern und entwickelt die Pseudowissenschaft der Physiognomik, der zufolge die Charakterzüge der kriminellen Persönlichkeit durch somatische Mängel oder Anomalien bestimmt seien. Und die Theoretiker der Eugenik standen hinter ihnen nicht zurück: Es gebe unterlegene und überlegene Rassen, behaupten sie, daran bestehe kein Zweifel. Die Schwarzen seien dumm, ihre Intelligenz eingeschränkt, oder besser gesagt, sie seien fast wie Tiere. Daher haben sie dicke Lippen, eine eingedrückte Nase und krauses Haar, rot unterlaufene Augen, genau wie die Tiere. Es sei daher nichts Schlimmes daran, sie aus Afrika herauszuholen und sie in den Baumwoll-, Kaffee- und Kakaoplantagen Amerikas arbeiten zu lassen. Zudem sei es ein einträglicher Handel, denn sie in Afrika einzufangen koste nichts, die Jagd sei frei. Die Kirchen Roms und Englands sind einverstanden. Zudem werde diesen Wilden, wenigsten denen, die die Überfahrt überlebten, ein großer Vorzug zuteil: sie würden von Heiden durch die Taufe zu Christen werden und so ihre Seele retten.

Aber auch als Weißer kann man minderwertig sein. Man braucht bloß eine Adlernase, dunkles Haar und gierige Wuchererfinger zu haben wie die Figur von *Jud Süß*, dem Juden im gleichnamigen Propagandafilm der Nazis. Und diese semitische Rasse, werden die Theoretiker der Eugenik behaupten, sei leider genetisch nicht zu verbessern, es sei nichts zu machen, es handle sich um unheilbar minderwertige Kreaturen, es bleibe nichts anders übrig, als sie zu vernichten. Nun ist es nicht einfach, alle Juden in Europa zu vernichten, es sind schließlich ein paar Millionen, man konnte da nicht auf die traditionellen Methoden zurückgreifen, es mußte ein schnelles, effizientes System aufgebaut werden. So wird Auschwitz erfunden und andere Lager mit Krematoriumsöfen. Ein menschlicher Körper verbrennt schnell in einem Ofen mit hohen Temperaturen: er verflüssigt sich und wird zu Rauch. Sechs Millionen Körper verlassen, in Rauch verwandelt, die Schornsteine der Lager der Nazis.

Und da sind wir in unserer Zeit angelangt.

Was aber ist nun der Körper?
Der Körper ist auch aus Ersatzteilen gemacht. Meine Liebe, mein Freund, mein unbekannter Bruder: ich werde

dir mein Herz geben, aber erst, wenn ich tot bin, und mein Herz wird in deiner Brust schlagen.

Walter Benjamin hatte begriffen, daß wir uns in einer Zeit der technischen Reproduzierbarkeit des Kunstwerks befinden. Mona Lisa lebt nicht nur im Louvre: Sie ist allgegenwärtig, sie ist überall, ebenso in China wie am Nordpol, gleich und anders, in Tausenden von Kopien, die mit der vollkommenen Technik fotografischer Reproduktion hergestellt wurden. Aber ist der menschliche Körper nicht das größte Kunstwerk, das vollkommenste der vom göttlichen Schöpfer geschaffenen Werke? Nun ja, in einer Zeit der technischen Reproduzierbarkeit von Kunstwerken, fotokopieren wir ihn doch einfach: klonen wir ihn. Wißt ihr was? Heute habe ich auf der Straße in einer unbekannten Stadt einen Mann kennengelernt, der ich ist. Das heißt, ich bin es, aber er ist es. Das ist keine Erzählung von Borges.

Und was ist nun dieses Buch von Mauricio Ortiz?

Es ist in gewisser Hinsicht eine »Philosophie des Körpers«, ein kleines Traktat, das mal gelehrt, mal ironisch, mal melancholisch, mal subjektiv, mal objektiv, mal wissenschaftlich, mal poetisch ist, mal dem Tag, mal der Nacht zugehört. Es ist eine Meditation über den Körper. Und außerdem ist es eine Reise durch das Innere des Körpers. Wahrscheinlich erinnert sich der Leser an diesen alten Science-Fiction-Film, in dem Mitglieder eines Teams aus Wissenschaftlern und Ärzten, um einen Patienten zu retten, auf mikroskopische Größe geschrumpft und in die Adern seines Körpers gespritzt werden und eine wahnsinnige, faszinierende Reise machen, die eines modernen Jules Verne würdig ist. Mauricio hat als Schriftsteller das gleiche getan: Er ist mikroskopisch klein geworden und ist in unseren Körper eingedrungen. Er ist durch die Venen, die Arterien, die Lymphbahnen gereist; hat die schaurigen Lungenhöhlen, die obskure Grafschaft, in denen das Sperma hergestellt wird, die Gezeiten der Menstruation kennengelernt. Er hat sich den Gefahren der giftigen Galle gestellt, hat die eifrige Leber besucht, das geduldige Herz, den launischen Penis, die geheimnisvolle Vagina. Mit seinen Landkarten unseres Körpers ist dieses Buch vor allem ein Wegweiser, der uns dabei hilft, uns in seinen Geheimnissen und seinen Labyrinthen zurechtzufinden.

Es ist schon witzig! Letztlich ist dieser Wegweiser, der uns helfen soll, uns in unserem Körper zurechtzufinden, vor allem ein Wegweiser für die Labyrinthe unserer Seele. Für die jungen Leute, die noch nicht recht wissen, was ihr Körper bedeutet, wird es ein vortreffliches Brevier sein. Für die Menschen in meinem Alter, für die der Körper bisher ein Reisegefährte war, wird es zu einem Selbstbildnis voller Bestätigungen, Reue, Affekten, Sehnsüchten, Bodensatz von Illusionen.

ANTONIO TABUCCHI

ERSTER TEIL

Das Unterseeboot

Anfangs habe ich sein neues Aussehen gar nicht bemerkt. Mir fiel nur eine Veränderung der Töne auf, die es ausstieß; sie hatten etwas Meerblaues und enorm Tiefes. Es machte einen Satz auf den Stuhl und dann entdeckte ich das Periskop. Eine schleimige, kristallklare Flüssigkeit kam blubbernd aus einer der Luken.

Es forschte unermüdlich. Bewegte sich behende wie ein Haifisch von einem Ort zum anderen, und kein Gegenstand oder Lebewesen entging seiner Prüfung. Häufig verschluckte es seine Funde.

Es kam an die Oberfläche und gab seine Identität preis: »Ich bin das Unterseeboot«, und setzte eine unverständliche Litanei in Gang. Es vermischte die Frechheit eines Barden mit der aufmerksamen Ernsthaftigkeit des Seefahrers. Der Schleim schien es überhaupt nicht zu stören. Es tauchte wieder unter und entdeckte bei mehreren Atmosphären Tiefe eine höchst saftige Beute: Es brauchte nur eine Sekunde, um die Seiten des Buches herauszureißen.

Geifer prustend verschwand es, als es gescholten wurde, nützte entschlossen die günstigen Strömungen aus.

Großer Fehler: Jetzt war das Meer mit Linsen übersät. Dreist prahlend verwandelte sich das Unterseeboot in einen Kraken und bei seiner Flucht füllte er das Zimmer mit orangegetönter Tinte.

Als ich es das nächste Mal sah, war das Unterseeboot ein Elefant.

Vogelfangen

Während ich müßig am Fenster sitze, die Gedanken schweifen lasse, und meine Seele ruhig ist, durchschneidet etwas flüchtig mein Sehfeld im äußersten Augenwinkel, streift nur die feuchte Leinwand des Blicks. Mein erster Eindruck ist, daß es ein Vogel war, doch als ich den leichten, gefiederten Flügelschlag ergreifen will, zerrinnt ungewisse Durchsichtigkeit zwischen meinen Fingern. In den Fensterwinkeln herrscht Ruhe, die Wand steht gerade, der Tisch schweigt diskret, die Finger sind leicht eingeschlafen. Vom Flug keine Spur.

Der Jacaranda-Baum erhebt seinen Wipfel bis zu diesem vierten Stockwerk und es könnte durchaus ein Vogel darin sein. Drei Spatzen hüpfen auf einem niedrigen Korallenbaum. Ein großer Vogel mit grau schimmerndem Gefieder segelt dahin. Ein Pärchen mit roter Brust und schwarzem Halsband zieht sich in den Wipfel eines Eukalyptusbaumes zurück und kommt wieder herausgeflogen. Blitzschnell ein Kolibri; gelbe Federn im Laub; unterschiedliches Gezwitscher. Aber hier drinnen – wieder nichts.

Ein Gespenst? Davon gibt es hier viele: Anwesenheiten, die aus Streifen und Kritzeleien, Flecken an der Wand, seltsamen Geräuschen bestehen. Ein kühner Engel? Ein plötzliches Geschehen, das einem noch im selben Augenblick entgeht, ein wandernder Gedanke, eine erschreckende Erinnerung. Die Aura eines epileptischen Anfalls, ein Flecken in der Zeit. Weil er geflügelt ist: ein Vorzeichen?

Wie soll ich es wissen. Ich wollte glauben, du seiest es, sanfte Seeschwalbe, aber ich fürchte, daß es nur der düstere schwarze Rabe war und seine feierliche Botschaft.

Jongliereien

Was muß man nur herumjonglieren, damit das Leben nicht aus seinem unsicheren, prekären Gleichgewicht gerät. Der Tag beginnt schon mit einer Hypothek, denn die vorangegangene Nacht hat am Ende nur vierundzwanzig Stunden gehabt, obwohl vierzig vonnöten gewesen waren. Wie viele Dinge noch vor einem liegen und gleichzeitig gemacht werden müssen, alle bereits im Entstehen überfällig, alle schon für gestern, wie man so sagt. Die Dinge, die man ungedingt machen muß, und die, die man gern täte, das Vorrangige und Nachrangige, die wichtigen, die trivialen, die nutzlosen Dinge. Gutes und Böses, erleichternde Angelegenheiten und die Drecksarbeit, absurde Bemühungen, intelligente Aufgaben, dummer Kram, günstige Gelegenheiten, unterschiedliche Glückszustände.

Man arbeitet im Akkord und immer in letzter Minute, man manipuliert den Fahrtenschreiber, um auch mal eine ruhige Kugel zu schieben. Hier und da ein paar freie Minuten für die Kumpel, eine eilig begangene Untreue, denn wann würden wir uns sonst sehen, und dann das eheliche Bett und der Duft eines virtuellen, brennenden Kamins. Spielen wir?, sagen die Kinder, und, obwohl wir es so sehr wollen, jetzt nicht, ich habe so viel zu tun. So gehen Wochen und Monate ins Land, und man ist Experte für die Schwierigkeiten der Nation und des Nächsten, aber mein Herz, ach, mein Herz: seine Geheimnisse und Fragen, seine Ängste, sein Feuer, sein Durst.

Es kommt der Tag, an dem wir beginnen, schlecht dazustehen. Vor allem vor uns selber, die Ziele, die Ambitionen, die uns so teuren, immer wieder aufgeschobenen Pläne. Erst bleiben die widerlichsten oder am wenigsten glanzvollen oder die schlecht bezahlten Dinge auf der Strecke, aber bald geht es genauso mit dem schwierigsten Projekt oder dem, was am meisten drängte, oder dem, was man am meisten schätzte oder auf gar keinen Fall in den Sand setzten wollte. Und später steht man dann vor den anderen schlecht da, die ihrerseits auch uns keinen guten Eindruck machen, und die Kette hat kein Ende. Man steht vor dem Vaterland schlecht da und demzufolge vor den Toten und schließlich vor der ganzen Menschheit.

Einem Jongleur an einer Verkehrsampel gleichen wir, der mit mehr Bällen spielt, als er vernünftigerweise beherrschen kann. Erst fällt einer herunter und man muß ruhig Blut bewahren, um ihn nicht aufzuheben, weil sonst die restlichen zwölf herunterfallen. Zwei stoßen in der Luft zusammen und stieben davon, und wehe dem, der ihnen nachsetzt, denn dann fallen alle anderen herunter. Man würde gern einige loswerden, ein paar dieser großen, schweren, grauen Bälle, die einem die Hände schmutzig machen und keine gute Show hergeben und wahnsinnig ermüden, aber man muß sie aufgrund wer weiß welcher Versprechen und wer weiß welcher Lebensideale und wer weiß welcher verdrehten Absichten der Ampel, an der wir zufällig unsere Vorstellung machen müssen, immer in der Luft halten. Und die leichtesten, fröhliche Pingpong-Bällchen und irisierende Seifenblasen, wilde Träume, brillante, verrückte Ideen, die, die wir am meisten sein wollten, diese Bälle entwischen dem Jongleur hoffnungslos, sobald er sie in die Luft wirft.

Immer mehr Bälle kommen, und es hilft nichts, wir dürfen sie uns nicht entgehen lassen – die Zeit hat ihre Grenzen – aber wie auch immer, andere fallen herunter, und in uns beginnt sich das Gefühl zu entwickeln, daß wir unser ganzes Leben lang, unablässig schlecht da stehen. Womit wir doch am Ende noch vor dem armen Totengräber schlecht dastehen könnten.

Augenlichter

Wenn ich morgens die noch geschlossenen, eben gerade erwachten Augen zum Himmel richte, sehe ich in ihrem dunklen Gewölbe einen leuchtender Federbusch. Er leuchtet vor allem, wenn ich gut ausgeschlafen bin, und ist daher eine Maßeinheit für meine Ausgeruhtheit. Er bleibt nur ein paar Minuten dort, während er sich langsam auflöst wie die Sonnen, die auf der Netzhaut bleiben, wenn man den Sonnenuntergang betrachtet.

Augenlichter gibt es in Wirklichkeit viele. Es gibt pathologische Lichter wie die Phosphene des Bluthochdrucks, die spektakulären Blitze, die das Blickfeld durchkreuzen, wenn sich die Netzhaut löst, oder die Sterne eines gut plazierten Schlages. Aber normalerweise braucht man nur die Lider zu schließen. Die leuchtenden Teile der Umgebung prägen sich sofort auf dem dunklen Hintergrund wie Neon ab, anfangs gelb und im Abklingen immer roter. Zarte, ölige Wellen sinken dann ganz langsam herunter, oder manchmal öffnen sich Blumen langsam von Zentrum zu den Rändern hin. Augenreiben verstärkt für eine kurze Weile die Aktivität: eine Explosion von Gekrakel, ein Gewölbe aus Sand oder ein feines Netz, eine vaskuläre Verästelung, ein Kaleidoskop mit Leuchtkugeln.

Auch beim Marihuanarauchen geht es richtig los. Es wird einem schon übel, wenn man nur die Augen schließt, von Pilzen und Peyote und LSD einmal ganz zu schweigen. Bunte Lichter überall, ein Feuerwerk, ein buchstäblich umwerfendes Spiel auf Mäandern und Arabesken. Da erscheinen Rubine an der Decke, Smaragde an der Wand, ein Strom von Diamanten auf dem Boden. Die grünen Blätter einer Kletterpflanze werden zu blauen und dunkelvioletten Augenbrauen. Die orgasmischen Festbeleuchtungen sind anders, erinnern an das Nordlicht. Man manchmal ist es nur ein mattes weißliches Schimmern in der dunklen, kalten Nacht, und manchmal das heftigste, meisterlichste Schauspiel, alle Farben, die leuchtend und phosphoreszierend pulsieren. An solchen Tagen ist der Federbusch morgens ganz besonders üppig und funkelnd.

Aufwachen

Es wird Tag. Die Lider reißen die weißlichen Schlafabsonderungen auseinander, und die Augen schauen wieder nach außen. Die Welt kehrt zurück. Zuerst die Zimmerdecke oder die Wand, vielleicht der Wecker, und dann kommen die nahen häuslichen Geräusche herein, bald gefolgt vom Straßenlärm. Manchmal ein Aufschrecken beim Gewahrwerden, daß man sich des Ortes, an dem man sich befindet, nicht sicher ist. Wo bin ich? Was ist gestern Abend geschehen? Der Raum wird allmählich dreidimensional. Türen und Fenster vervollständigen die Kulissen, die Decke entfernt sich, die Matratze erhebt sich auf Betthöhe: Wie auf einer Kugel, die aufgeblasen wird, wird jeder einzelne Winkel des Zimmers sichtbar.

Das gleiche geschieht mit dem Körper: indem er sich reckt, füllt er sich allmählich mit Fleisch. Die Arme heben sich, Kopf und Hals folgen. Der Mund und die Lungen weiten sich mit einem zufriedenen Gähnen, und die Beine und der Leib kristallisieren, indem sie sich aufrichten. Linkes oder rechtes Bein, je nach Bettseite oder Aberglauben, langsame, tastende Bewegungen, ist keine Eile angesagt, aufgeregte und schnelle, fällt einem plötzlich ein Termin ein.

Es gibt Menschen, die jedesmal in dieselbe, müde Welt hinein erwachen. Die Tage sind immer gleich, Träume immer dieselben, sie haben die Gewißheit, alles zu kennen, Geschichte, Zeit und Ort, die eigene Seele und das fremde Herz. Es gibt keine Mysterien; nur Analyse, Entscheidungen und eine Kreditkarte. Eines Tages wachen sie auf und sind überrascht, daß die Welt zusammengebrochen ist.

Es gibt aber auch jene, die, wenn sie erwachen, jedesmal

ein neues Leben vorfinden. Ihr Schritt ist eher nervös, tastend, sie wissen, daß sie nichts wissen. Jeder Weg ist gut, jede Alternative möglich. Sie staunen erschrocken über eine Welt, die täglich in den Abgrund stürzt, eine unaufhaltsame Lawine, mit der sie sich, wissend, worum es sich dreht, blindlings ins Leere stürzen.

In jedem Fall, sei es in ersterem oder im zweiten, führt der erste Weg unweigerlich zum Örtchen.

Aa

Sich hinsetzen und, zack, ein großes, alltägliches, privates Geschäft machen, eine große, blinde braune Schlange, unnütze Nahrung, reiner Abfall mit Bakteriengeruch.

Das bekannte Schweregefühl im Bauch, der einleitende Spasmus können einen jederzeit ereilen. Sobald das Gehirn sie bemerkt, konzentriert es sich auf die erste Schlüsselfrage: »In Anbetracht des Nordsterns und des Logarithmus von Pi, überprüft, ob es einen Ort gibt, an dem ihr kacken könnt.« Daß noch weitere Hinweise kommen werden, ist bekannt.

Die Wände der Gedärme beginnen ihren Inhalt herauszudrücken und oberhalb des Sphinkters entsteht Druck.

Falls Zeit vorhanden und die Umstände es erlauben, wird die Sache ruhig angegangen, und wir beschließen zu warten, daß sie sich konsolidiert. Ein Kaffee, eine Zigarette, die Zeitung, und der Höhepunkt rückt näher: sich etwas gebeugt hinsetzen, die Ellenbogen auf den Knien, den Blick auf die Schlagzeilen gerichtet, vielleicht ein Heroldsfurz, und zugleich wird gedrückt und dem Anus die Erlaubnis erteilt. Der ringförmige Verschluß gibt nach und zwischen unsichtbaren Dämpfen kommt, manchmal von einer diskreten, kaum merklichen Träne begleitet, die Kacke heraus.

»Zu den köstlichsten Freuden gewiß / zählt ein wahrhaft geruhsamer Schiß / doch der Gipfel der Freudengaben / ist letztlich geschissen zu haben«[*] wie Cortázar einem gewissen Lucas in den Mund legte.

Dann folgt der Epilog mit der zweiten entscheidenden

---

[*] zitiert nach Júlio Cortázar, »Ein gewisser Lucas« in der Übersetzung von Rudolf Wittkopf, Suhrkamp Verlag 1987, S. 116

Frage, die häufig zu Unzeiten kommt: »Gibt es hier Papier zum Abwischen?« Wird die Frage verneint, da man auf einer einsamen Toilette sitzt, weder ein Notizbüchlein noch eine Zeitung dabei hat noch eine vernünftige Serviette noch ein braunes Tuch für die Hand, bleibt als einzige Hoffnung ein hartes, trockenes Geschäft gemacht zu haben, etwas, das unter solchen Umständen an sich schon unwahrscheinlich ist.

Die Freuden werden noch durch die genaue Betrachtung des Meisterwerkes erhöht, dieses langen, dicken Exemplars mit glattglänzender, homogener, gleichmäßig brauner Oberfläche, die ein eindeutiges Zeichen für einen gesunden, zufriedenen Körper sind. Es folgt dann die dritte und letzte Frage: »Studiert wie Ihr seid sagt mir: Warum kackt jeder bucklige Maulesel stattliche Äpfel, obwohl er kein Baum ist?«

Die abdominale Erinnerung verschwindet sofort. Ein weiterer Zyklus hat sein Ende gefunden. Man beginnt den nächsten, stets vorbestimmten Schiß auszutragen.

Zyklen über Zyklen

Das Leben verläuft in Zyklen. Es folgt dem Tagesrhythmus, der von der Sonne abhängt, dem der Rhythmus der Melancholie, der mit den Mondphasen zusammenzufallen pflegt, und dem landwirtschaftlichen Zyklus, der an die Jahreszeiten gebunden ist. Die Hormone, die Hirntätigkeit, die subzellularen Systeme, der ganze Körper wird von Zyklen bestimmt. Kreise, Wiederkehr. Der Herzzyklus: Diastole, Systole, Diastole: sich entspannen, sich mit Blut füllen, sich zusammenziehen, es ausstoßen, sich entspannen und wieder anfangen; sieben, acht, zehn Millionen Zyklen während eines ganzen Lebens.

Die Zyklen der Geschichte in der westlichen Vorstellung, der mesoamerikanische Zyklus, der Messias, das Millennium, die Reinkarnation, die ewige Wiederkehr. Das Ende beißt den Anfang in den Schwanz. »Es war einmal ein König, der hatte drei Töchter, er steckte sie in eine Schachtel aus Horn und wenn du willst, erzähle ich dir die Geschichte von vorn.«

Ebenso das Leben eines Menschen: Geboren werden, wachsen, sich fortpflanzen und sterben, sagen sie uns in der Schule, allerdings nur einmal, ein einziges Mal. Auch wenn es innerhalb des großen Zyklus unzählige kleine Kreise gibt, die sich mit dem Alter ausdehnen und viel mit dem Charakter und der Art und Weise zu tun haben, wie dieser sich ausdrückt. Ein Säugling vollendet innerhalb von vierundzwanzig Stunden mehrere vollständige Tage, während der alte Mensch schon keine Wochen, Monate oder Jahre mehr unterscheidet, das ganze Leben ist Morgengrauen und Dämmerung.

Eigenartig ist, daß letztlich die unterschiedlichen Kreisumfänge die gleichen Mengen zu umschließen scheinen. Die vierte Grundschulklasse hat genauso lange gedauert wie die ganze Karriere, und beide sind so kurz wie die Zeit der Firmenangehörigkeit beim Eintritt in die Rente. Ist man vierzig geworden, liegt das Grab nicht in weiterer Ferne als mit dreizehn der Studienabschluß.

Wenn man morgens aufwacht trägt man den Zyklus dieses Tages, seiner Wochen und seines Monats und den des laufenden Jahres in sich. Und den Zyklus der Gedärme, den sexuellen, den muskulären und den Zyklus der Gestirne. Mit etwas Glück erkennt man, wohin der Zyklus der Arbeit sich bewegt oder welche die Phase des Freundschaftszyklus' gerade dran ist, und das ist der Ausgangspunkt dafür, die Beziehung des eigenen Zyklus mit denen der andern Menschen zu begreifen, die Menstruationen der geliebten Frau, die dreistündigen Zyklen eines dreijährigen Jungen, den Vierzehntagerhythmus, die Inflation, die verschiedenen Geburtstage, die sechsjährige Regierungszeit des Präsidenten, das Land, die Zeitalter, die geologischen Schichten.

Am Ende ist man so etwas wie diese Geschicklichkeitsspiele mit Dutzenden miteinander verschränkten Ringen und einer einzigen Lösung; aber findet man sie, ist das Spiel zu Ende.

Spiegel und Maske

Er ist so dumm wie er aussieht, wird manchmal von jemandem gesagt. Das wird an etwas so Vagem und zugleich so Genauem wie der fehlenden Tiefe des Blicks, an einer gewissen Schlaffheit im Unterkiefer, einer niedrigen Stirn und einem dämlichen Lächeln festgemacht. Trotz der Fragwürdigkeit des Fleischlichen, wird das Gesicht eng mit der Seele verbunden, und das wird bei dem Dummkopf genauso wie bei dem Gelehrten, dem guten wie dem verrückten Menschen gemacht. Was kann man schon von jemandem erwarten, der das Gesicht eines Heiligen hat? Ein Schielender ist schlimmer als ein Näselnder, eine schöne Frau hat nur Verachtung und Eitelkeit in ihrem Herzen.

Das Gesicht ist der erste Berührungspunkt zwischen den Menschen, und eben dort kristallisiert sich eine mögliche Verbindung unter Gleichgesinnten, mögliche Antipathien, Verrat und Feindschaft heraus. Zuerst einmal sind es die Augen mit ihren Lidern und besonderen Haaren, ihr Leuchten und ihre Farbe, die Bewegungen des Augapfels. Dann die Lippen mit ihren Zähnen und ihrem feuchten Kommen und Gehen, und schließlich die Nase, die von den Vorfahren erzählt. Darauf folgend, als bekannte Inszenierung, die Stirn, der Haaransatz, die Erhebung der Wangenknochen, die Form des Kinns, die Geographie der Haut. Die Ohren springen, falls sie groß geraten sind, gleich ins Auge, wenn nicht, sind sie einfach da, und das reicht.

Auch wenn das Gesicht als Ganzes agiert, hat doch jedes einzelne Teil sein eigenes Spiel. Die Verderbtheit liegt in den Augenbrauen, der Haß zwischen denselben, die Schüchternheit in den Wangen, die Laszivität in der Oberlippe, die

Anmaßung in der Unterlippe. Das Kinn spricht von Stärke, Schwäche liegt im Doppelkinn, und in der Stirn ruht die Weisheit. Die Traurigkeit wohnt in den Augenwinkeln, die Güte umkreist die Augenringe und die Bosheit verrät sich in Augen, die sich halb schließen. Welche Geste überwiegt, welche Geste sich verbirgt, welche übertrieben wird, welche einstudiert wird, welche sich anheischig macht, bestimmt, inwieweit das Gesicht Spiegel der Seele und inwieweit es Maske ist, das Gesicht, mit dem jeder dem Leben eine Form gibt, das wiederum ihn selber formt.

Schwielen

Schwielen sind eine Hautsache. Ständige Reibung läßt Haut verhornen: die Epidermis, die normalerweise abstirbt und abschuppt, wird durch Stimulierung des Keratins dick und hart. Schwielen findet man nicht überall; am Rücken wird man sie ebenso wenig finden wie in den Kniekehlen oder auf der Kopfhaut. Bestimmte Schwielen sind bei allen ziemlich ähnlich, beispielsweise an den Ellenbogen, und es gibt Hornhaut, die zeugt von Erfahrung, und beim Versuch, jemanden zu etwas zu überreden, kann man durchaus vom Reden Schwielen auf der Zunge bekommen. Seele, die muß man sich antrainieren, viele Schwielen bekommt man weg, wenn es ans Diskutieren geht.

An den Füßen bilden sich am meisten Schwielen, sie sind sogar ein wichtiger Bestandteil ihrer Physiologie. Die aufgesprungenen Fußsohlen eines Indios erlauben diesem unendlich viele Kilometer barfuß auf unwegsamstem Gelände zurückzulegen. Beim Stadtmenschen werden die Fußsohlen weich und Hornhaut bildet sich nur dort, wo es die Schuhe diktieren, die, je feiner sie sind, um so weniger Hornhaut hervorrufen. Die gilt nicht für die Schuhe der Frauen, die aufgrund ihrer unvorstellbaren Formen deren Zehen quälen und sie mit Hühneraugen bedecken.

Schwielen erzählen auch von Berufen. Die Fingerspitzen eines Troubadours, die Handflächen eines Tischlers, die Fingerknöchel eines Boxers. Die Schwiele, die Bleistifte und Federhalter am Mittelfinger bilden, hat eine doppelte Eigenschaft. Einerseits ist sie allen gemein, die zur Schule gehen, aber andererseits ist sie etwas ganz Persönliches wie der Ausdruck der Lippen oder der Schmollmund beim Weinen. Sie sagt uns, ob jemand Links- oder Rechtshänder ist, ob er wenig oder viel schreibt und ob er es mit viel oder wenig Druck macht. Ist sie gelblich, handelt es sich zudem noch um einen Raucher. Genauso wie man sich an Menschen aufgrund ihres Gesichts erinnert, erinnere ich mich an einen Freund aus der Kindheit wegen seines knochigen Mittelfingers. Man brauchte nur seine agile, dicke Schwiele zu sehen, um zu wissen, daß er ein großer Zeichner war. Heute verlieren die Schwielen ihre Persönlichkeit. Die Leute gehen zu Spezialisten, die sie ihnen entfernen, es werden ganze Produktlinien verkauft, mit denen man sie verhindern und auflösen kann, und die modernen Gebräuche hinterlassen immer weniger Schwielen. Die Haut am Hintern verhornt nicht vom Fernsehen, Gas- und Kupplungspedal verbrauchen allenfalls die Schuhe ein wenig, und die wunderbare Bleistiftschwiele, der edle Sitz des Charakters, droht mit dem Computer zu verschwinden.

Makelloses Fleisch

Eine reine Seele, etwas an sich schon zweifelhaftes, reicht nicht mehr. Heute ist ein makelloser Körper wichtiger. Speck ist etwas Gräßliches, ein krankes Herz ist Schwäche des Geistes, Akne ist Fäulnis, Schweiß stinkt, Rauchen ist fast so etwas wie Beulenpest. Mehr noch als Vorläufer der Galle, ist das Cholesterin ein Schmutzflekken im Plasmameer, Dreck, der am Ende die Unbeflecktheit der Arterienwände prägt.

Nein, um heutzutage in den Himmel zu kommen, braucht man einen Athletenkörper, die Berufung zum schmerzgeplagten Märtyrer der Allopathie, eine solide Begeisterung für alternative Therapien. Man muß einer strengen Diät mit Lebensmitteln anhängen, die unschädlich schmecken, morgens die Drogen der Werbung und Biologisch-Dynamisches zu sich nehmen, Pomaden und Parfüm, Schminke und Talkumpuder benutzen, in der zugelassenen Nische sexbesessen sein, all die vielen Ängste annehmen, alle Laster ablegen.

Die Körperflüssigkeiten haben eine besonders schlechte Reputation erlangt. Das Blut und der Samen sind nicht mehr die Säfte des Lebens und seiner Fortdauer: jetzt wird ihre Eigenschaft als Todesvehikel herausgestrichen.

Wer wagt es noch, Blutspakte zu schließen oder sich am Samen eines Unbekannten zu delektieren? Sie können gezeichnet sein, Gesundheitsdissidenten sein.

Es reicht also nicht mehr, die Seele der Gesellschaft mittels Demokratie zu säubern. Zuerst muß der gesellschaftliche Körper von Grund auf gereinigt werden. Die Armut muß ausgelöscht werden wie eine Seuche; eine Aerobic-Polizei hat die Aufgabe, Kippen auszudrücken; Obszönität ist ein Abszeß, der um Drainage bittet; das Krebsgeschwür der Drogen wird mit Blut und Feuer ausgerottet; die politische Meinung ist ein virulenter Pilz auf der Haut der Republik, und daher räuchert der Staat sie aus.

Mit seinem Körper macht jeder, was er will und was er kann. Aber die Gesellschaft ist kein Körper. Wir sind nicht befugt, ihn zu behandeln, als wäre dem so, und noch viel weniger unter dem Vorzeichen einer bestimmten Art, die Dinge zu machen: die moderne Neurose, die die Seele automatisch durch das makellose Fleisch gerettet sieht.

Wenn man mich nach der Seele fragt

Wenn man mich nach der Seele fragt, antworte ich, daß ich sie kenne. Daß ich ihr guten Tag sage und sie ausführe, daß sie von mir Nahrung und etwas zu Trinken bekommt, daß ich ihr nachmittags frei gebe und sie nachts, in Dunkelheit und Stille meiner Liebsten schenke. Daß meine Kinder sie mir rauben, wenn ich sie ihres Anblicks beraube, und daß sie, wenn ich sie unter Freunden heraushole, erneuert zu mir zurückkommt. Daß sie häufig verschwunden ist und ich sie nicht immer finde, und daß sie manchmal verstimmt vorzieht, zu Hause bleiben.

Flecken

Mein Vater besaß einen Lehnstuhl, in dem er sich jeden Tag ausruhte, wenn er von der Arbeit heimkam. Er saß dort und las, unterhielt sich mit uns, sah Hausarbeiten durch, tätschelte heimlich meine Mutter, die sich auf seine Beine setzte, er rauchte und schlief dort häufig auch ein. In diesem Lehnstuhl sah ich ihn das letzte Mal an einem Morgen gegen Ende des Sommers. Er war so sehr sein Platz im Hause, daß er an der Rückenlehne oben in der linken Ecke einen bleibenden Fleck aufwies, den Abdruck seiner Kopfhaut. Meine Mutter beklagte sich, wusch hin und wieder das Polster und bezog die den Sessel am Ende neu, alles nur, damit tagtäglich die blasse Aureole aus dem Nichts wieder erschien. Was willst du, meinte mein Vater, das Leben macht Flecken.

Dabei fällt mir eine der beständigsten Eigenheiten ein, die meine Mutter an ihren Vater erinnern, den Großvater, den ich nur von Fotos und aus unendlichen Gesprächen kannte. Außer einem grauen Pullover und seinem überschäumenden Witz, gehörten zu dem immer wieder evozierten Bild fleckige Zähne und von Tabak gelbe Finger.

Ich schaue meine Finger an, und sowohl Mittelfinger als auch Zeigefinger sind gelblich. Der tönerne Aschenbecher ist an der einzigen der vier Ablagerillen, die genau das Maß hat, um eine Zigarette zu halten, voller Teer. Teer wie jener, der die Haut der Tabakdreher am Ende des Tages befleckt und auch genau so ein Fleck wie der, der das Lungengewebe des hartnäckigen Rauchers bedeckt. Rauchen befleckt auf zwei gegensätzliche Weisen die Platte des Schreibtisches. Mit bleibenden Flecken, die danebengegangene Glut einbrennt, und mit dem vergänglichen Aschefleck, der verschwindet, wenn der Finger darüber streicht. Tatsächlich wird er nur durch einen anderen ersetzt, denjenigen, den die Fingerspitze macht, wenn sie auf einem Punkt verweilt und dort einen Fleck von fest umrissener Form, die Spur für einen Detektiv hinterläßt: die Kaffeetasse, der Federhalter und der Bleistift, die herumliegenden Zeitschriften, die Bücher, die Lampe, das Telefon, die Armlehnen des Stuhles, die Brille sind von Fingerabdrücken übersät.

Ohne die Persönlichkeit jenes grauen Ovals auf dem Lehnstuhl meines Vaters zu besitzen, hat das Kissen, auf dem ich sitze und genau wie er viele Stunden verbringe, ebenfalls seine Flecken, die ihrerseits, aufgrund ihrer Lokalisierung von weniger heiligen Körperteilen stammen; auch wenn diese schmierigen Spuren für den unschuldigen Furz, der sich hin und wieder heraussstiehlt, wirklich zu übertrieben sind. Die weniger harmlosen bleiben als Flecken in der Unterhose zurück, hellbraun, mit dichter Mitte und verschwimmenden Rändern; im Familienjargon Stempel genannt. Nein, diese schmierigen Spuren stammen vom Speichel der Katze, die immer auf dem Kissen schläft, wenn ich mich darauf setzen will.

Papier über Papier, mit Tinten- oder Graphitflecken. Feuchtigkeitsflecken an der Decke, Staubränder um die Bilder, Fettschmiere in der Küche, Wasserflecken auf Gläsern, Kaffeeflecken auf wichtigen Dokumenten, Flecken der Leidenschaft in den Bettüchern, und von bestimmten Unpäßlichkeiten, Schweißflecken im Hemd, karminrote Spuren auf sündigen Lippen. Und, solange man lebt, das ist nun mal so, bekommt die Seele Flecken.

Das Geflecht der Tage

Es reicht nicht, früh aufzustehen, den Morgenfaden zu ergreifen und solange daran zu ziehen, bis man am Ende des Stundenseils angelangt ist, dann das Nachtseil zu packen und den Tag ruhig daran festzuknoten.

Zuerst einmal erwarten denjenigen, der erwacht, viele lose Fadenenden: die Enden der von vorangegangenen Tagen übrig gebliebenen, nicht festgeknoteten Fäden, wovon einige schon sehr alt sind, und dazu noch die neuen. Einer hat sich an die Augenlider geheftet und ist der, der uns schließlich zum Aufstehen bringt, und dann gibt es noch die, die während der Nacht aufgetaucht sind. Es fehlt auch der Faden nicht, in den sich der Fuß verheddert, kaum daß er sich aus dem Bett gestreckt hat. Zuvor zusammengeknotete Fäden reißen oder lösen sich wieder, und man muß sie erneut zusammenknoten. Und umgekehrt gibt es Fäden, die verknotet sind, aber entknotet werden müssen, was häufig ein erfolgloses Unterfangen ist, da sie genau das enthalten, worüber wir häufig stolpern: große, wirre Strähnen, von denen einige nicht mehr zu entwirren sind. Es gibt Leute, die geben es nicht auf, das Unmögliche zu tun, nämlich das Leben nach einem Schnittmuster zu weben. Makellose Kleider finden sich aber nur an Statuen oder auf den staubigen Regalen der Biographien.

Die Komplexität, die das Geflecht im Laufe der Jahre gewinnt, führt dazu, daß beide Arbeiten, das Festknoten und das Lösen, das Weben und Aufreppeln zu ein und derselben werden. Da wird ein Faden herangezogen, um sich selbst gewickelt und mit jenem dort gekreuzt, der sich seinerseits schon mit mehreren kreuzt: mit ein und derselben Bewegung verschwindet ein Loch und tut sich ein anderes auf.

Einige Fäden werden gebündelt und bilden wahre Perükken, die man täglich zu Zöpfen flechten muß. Andere Fäden sind lang und um sie umeinander zu wickeln oder zu entwirren, muß man auf ein Gebäude steigen oder eine Woche lang reisen. Es gibt Fäden, die sich an einen heften und einen ins Exil bringen. Und andere, die flach auf der Erde liegen und auf den Augenblick warten, in dem sie einem ein Bein stellen können. Maschen, die an einigen Stellen eng sind, an anderen weit und locker, meisterhafte Knoten, vollkommene Knoten, blinde Knoten, Trauben von Knoten.

Was im Kleinen betrachtet wie eine nutzlose Aufgabe erscheint, die eher zu einem Verrückten in der Irrenanstalt paßt – den ganzen Tag lang besessen kleine Fäden zusammen- und wieder aufknoten –, erhält, von weitem gesehen, einen Sinn: ein Mensch webt sich ein Netz, um die Dinge des Lebens darin zu fangen. Jeder kleine Knoten, jede Schleife, jede Windung des Fadens bestimmen, was durchfällt und was bleibt. Leseerfahrungen, die einem bleiben, Bücher, die man vergißt; Freundschaften, die über die Jahre hinweg bestehen, und Freunde, die am Ende gar keine so großen Freunde waren; Ideen, die verwirklicht werden und andere, die sich in Luft auflösen; Lächeln und Blicke, die wir schenken und die uns geschenkt werden, Worte, die wir hören und sagen.

Es gibt hochgelehrte Netze, die darauf spezialisiert sind, Namen, Daten und bibliographische Zitate festzuhalten, und es gibt geniale Netze, die alles festhalten ohne etwas festzuhalten. Es gibt Millionärsnetze, die nur das vorbeikommende Geld festhalten. Es gibt Netze, die das Leben zerfleddert hat und die nichts mehr halten können.

Es reicht nicht, früh aufzustehen, den Morgenfaden zu ergreifen und solange daran zu ziehen, bis man am Ende des Stundenseils angelangt ist, dann das Nachtseil zu packen und den Tag ruhig daran festzuknoten. Man muß über den Knoten hinaus das Netz und sein Aussehen im Blick haben, das teilweise einem Flußkrebs, teilweise einer Skulptur, einem Durchschlag, einem Sieb, einem Spinnengewebe gleicht. Es lohnt sich, denn so viel das Herz, das es bedeckt, sich auch dreht und wendet, dieses feine Netz, dieser zarte Kokon wird das Leichentuch sein, in dem wir der Welt Adieu sagen.

Der gefischte Fischer

Tag für Tag entsteht das Gewebe der Seele. Es hält den Menschen, der zugleich Fischer und einsamer Fisch im Meer des Lebens ist.

Die günstige Stunde ist die Abenddämmerung. Wellen, goldenes Wasser, Gischt auf dem Sand, der Flug des Pelikans. Das runde Netz kreist in der Luft und sinkt mit den Bleigewichten der Jahre herunter. Zieht man vom Ufer her, schließt sich der Kreis und fängt, was dort vorbeikommt. Das Wurfgarn werfen, um sich selbst zu fangen, das ist die Aufgabe.

Die Gefühle werden verknüpft, Gedanken werden ausgebreitet, man sagt Gutes und Böses, wenn man Glück hat, hört man andere, man erhält Blicke voller Liebe und Blicke voller Haß, man haßt und liebt. Freuden kommen und gehen, manchmal, ohne daß man sie sucht, und man ist beharrlich hinter Schmerzen und bitteren Früchten her. Man macht hier einen Knoten, die Freundschaft eines bestimmten Menschen, und dort löst man eine Schleife, die nicht mehr geliebt wurde. Man führt das Knäuel durch eher zufällige Lektüren oder systematische Untersuchungen, durch Filme und Musik, durch ein Gespräch und hin und wieder eine gute Feier. Man muß fleißig arbeiten und ständig das zarte Netz flicken.

Heute werde ich am späten Nachmittag an den Strand gehen, und mich ein bißchen fischen, den neuen Fisch, der ich jeden Tag bin. Manchmal fische ich einen dicken, kubistischen Thunfisch, manchmal einen skandalträchtigen Barrakuda, manchmal eine trapezkünstlerische Makrele. Manchmal geht mir eine lakonische, ruhige Schildkröte, oder aber ein neurotischer, Zitteraal ins Netz. Ein Dummfisch, ein Clownsfisch, ein Fußballerfisch, ein elender Ährenfisch oder eine gemeine Sardine. Ein deprimierter Fisch, ein müder Fisch, ein erotischer Fisch. In vielen Nächten aber kehre ich mit einem leeren Eimer heim.

Almita, das Seelchen

Der Kopf hat seinen festen Platz, genau wie das Bad im Haus und der Aufgang der Sonne, das Glas im Fenster und die Iris um die Pupille herum. Jeder aber plaziert die Seele dort, wohin er kann und will, eine Plazierung, deren Ort zudem noch wechselt. Seit Tausenden von Jahren geben die Chinesen der Vorstellung den Vorrang, daß sich die Seele in der Nasenschleimhaut befindet. Unendlich viele Orte wurden in allen Kulturen seither als Sitz der Seele angegeben.

Während religiöser Verzückung am vorgeschriebenen Ort: in der Mitte der Stirn, etwas über den seitlich geneigten Augenbrauen. Große Mengen von Seelen wollen ihrerseits ein Stein in Mekka sein und wenden sich voller Ehrerbietung und Sehnsucht dorthin. Der Höhepunkt der Messe besteht darin, seine Seele auf die Zunge zu legen, um sich Gott zu nähern, während man den symbolischen Körper seines Sohnes zu sich nimmt.

Bei einer Bestattung möchte die Seele der Überlebenden der Seele des eben Dahingeschiedenen so nah wie möglich sein: sie begibt sich in die tränenvollen, geschwollenen Augen, die sich, dem Sarg folgend, in das Grab stürzen wollen, und wenden sich dann den Tränen des trauernden nahen Verwandten zu. Viele Seelen vereinen sich, um die Verwandten zu umarmen, und sie bringen Beileidsbotschaften anderer Seelen mit, die so, auf diesen Lippen, in die Klage einstimmen.

Baugerüste haben eine Seele, richtig eingepaßte Leitern, die sie in der Vertikalen halten. Ricardo Castillo sagt

Die Traurigkeit schmerzt nicht in meinem Herzen, sondern in den Hoden.

Es macht mir nichts aus, zu gestehen, daß ebendort meine Seele ihren Sitz hat.

Die Seele bewegt sich von einem Ort zum andern, von einem Moment zum andern, von einer Saison zur andern. Sie wandert vom Traum hin zu geliebten Augen, von einer Unterhaltung zu einem Glas Wein. Wie oft ergießt sich die Seele nicht in einen Kuß und näßt heiß die Dunkelheit vor Tagesanbruch.

Ein Stück Seele bleibt im Freund, ein anderes in einem fernen Land, ein weiteres in einem Bild oder der Tinte, die vonnöten ist, um ein Wort zu formen. Andere Stückchen verlieren sich bei einer fröhlichen Sause.

Vielfältige, wechselhafte, vielfarbige Seele. Seele des Alltags und sublimer Augenblicke, traurige oder zufriedene, große oder erniedrigte Seele, verirrte, leidende, verwundete Seele. Seele in der Schwebe: die Beine von Almita, meiner Nachbarin, dem Seelchen.

Stille

Ein Brodeln von körperlosen Gedanken, alle Stimmen sind überhaupt keine, sie treiben ohne Ziel in der Vorstellung dahin. Stille.

Wie soll man sprechen, ohne zuvor jedes Wort mit Stille gefüllt zu haben? Das Weinen des Kindes bei seiner Geburt stößt mit einem Stimmschwall die extreme Stille aus Wasser und Pulsieren aus, in der sich sein Leben geformt hat, genau wie die Stille der Toten den Lebenden ihren lautesten Schmerzensschrei entreißt. Es ist die Stille der Küsse, die langsam aus jedem Wort entspringt, jeder leise Liebesseufzer.

Die Stille ist geräumig. Es paßt die Angst ebenso in sie hinein wie die Ruhe, die einsamen Schritte, das Umherirren, das Licht und das Dunkel, die Ahnungen der Musik, das Leiden. In der Stille verbergen sich am Ende des Tages die Götter.

Sie ist zudem fruchtbare Erde für den Anbau von nützlichen wie schädlichen Pflanzen. Viele Ideen entstehen in der Stille, wie auch viele brillante Zweifel, aber in der Stille wird auch Groll gehegt. Weil man in einem bestimmen Augenblick geschwiegen hat, erlangte man eine Würde, die man andernfalls für immer verloren hätte. Doch wildwachsende, nicht auszurottende Bitterkeit ist entstanden, weil man zu einem anderen Zeitpunkt Worte zurückgehalten hat, weil man nichts gesagt hat.

Schweigend gehen wir im Abschied, einem Schweigen, das sich einnistet und häufig in Weinen mündet. Nervöses Schweigen in Erwartung eines Anrufes, der das Leben ändern wird. Schweigen in Einsamkeit. Eine Schweigeminute für die, die uns vorangegangen sind und uns noch folgen werden.

Unterhaltung

Zwei Gläser auf dem Tisch; ein kleines, gefüllt mit einer blassen, dichten Flüssigkeit, das andere hoch und schlank, mit viel Eis und darin aufgelöstem gelblichen Alkohol. Sie steigen in ungeordneten Intervallen von der Tischplatte auf und kehren sofort wieder dorthin zurück. Sie leeren sich langsam, füllen sich schnell, eines ist unten etwas schmaler als oben, die Öffnung des anderen ist achteckig. Manchmal, da hilft nichts, fällt eines um und das andere schwankt. Daneben nimmt der Aschenbecher die Asche einer Zigarette nach der andern entgegen, ein nach Teufeln riechender Friedhof gekrümmter Kippen.

Hände kommen und gehen. Sie bringen die Streichholzschachtel und tragen sie wieder weg, zeichnen Muster mit der Tabakglut, wirbeln herum, heben sich zur Stirn, zum Lachen, zum Getränk, zum Himmel. Zu viert wedeln sie den Rauch weg, der die Worte unterstreicht. Ein Skalpell schneidet von rechts nach links, ein Peitschenhieb, der vom Ellenbogen ausgeht, wischt die nächste empörte Stimme weg. Die Pausen werden vom Klimpern der Finger auf den Schenkeln oder dem Tisch begleitet. Unglaubliche Pirouetten, Pausen, Hin und Her, Zeigefinger.

Die Worte suchen Echos, und wenn sie sie finden, werden sie hitzig. Zungenschläge, Spucke, umherwandernde Blicke.

Die Gedanken galoppieren davon, die Gläser stoßen aneinander und sind wachsam, es könnte Beleidigungen geben, die zu Gelächter führen, scherzhafte Bemerkungen, die in Tränen enden.

Im Feuer der Worte verschmelzen Einsamkeit und Raserei. Wir schmieden ein kurzes Aufwiedersehen, und leicht schwindlig, todmüde, tiefbeglückt, sammeln wir die Schlacke ein, die den Schmelztiegel beschmutzt hat, und verwahren sie gewissenhaft.

Freunde

Tagesanbruch unter Freunden. Die letzten Schwaden der Nacht flüchten zwitschernd durchs offene Fenster, matter Rauch aus Müdigkeit und Wundern. Draußen setzt der Asphalt sich langsam wieder in Bewegung, die Hausfassade gegenüber richtet sich langsam auf und der Jakarandabaum reckt die Arme: er weckt das Grün im Blaßgrau des Himmels. Welcher Stolz auf die durchwachte Nacht, wie frisch die schweren Augenlider, welche Leichtigkeit im schweren Atem.

»Zu nichts gut, außer um die Zwischenzeiten rumzukriegen.« Studien, Jobs, Reisen, Angebereien, Kleinlichkeiten, Erfolge und Mißerfolge, scharfsinnige Selbstbetrachtungen, Entdeckungen ... wie unerträglich sie sind, wie bedeutungslos platt, wenn man sie nicht in ein menschliches Herz schütten kann. Und wie kalt und unwissend, blaß und zögerlich ist andererseits das Herz, wenn es nicht auf dieses ungeheure Tonikum zurückgreifen kann. Süß ist die Liebe einer Frau. Salzig die eines Freundes.

Es gibt so viel zu tun, es müssen so viele Briefe geschrieben werden, wir haben so viel zu besprechen, so viele Besuche zu machen. Heute verschlingen wir die Nacht hier, letzten Sonntag Fußball, vor ein paar Monaten Strand, ein Foto, das noch nicht entwickelt ist, all die Jahre. Wir trinken gleich noch einen, wir werden rauchen, bis uns die Luft wegbleibt. Wir werden uns bis zum Ende der Welt unnachgiebig streiten und unsere Übereinstimmungen zur Ader lassen. Der Schmerz, die Erinnerungen trocken aufzeichnen zu müssen, kommt schnell genug.

Was für Freunde, verdammt, was für wunderbare Freunde habe ich, meine Freunde. In ihnen sehe ich das Beste in mir und zugleich auch das Schlechteste. Ich sehe, was ich nicht war, und auch, was ich nie wollte und bewundere. Wir tun uns gegenseitig weh, stechen einander, reiben uns aneinander, und mit welch unerbittlicher Leidenschaft bringen wir uns zum Funkensprühen. Sie sind hart, meine Freunde, wie gern ich sie habe.

Das Lächeln in der Blüte   In Erinnerung an Aura

Dieser Tage blühen die Jakarandabäume. Die kahlen Zweige füllen sich mit Knospen und die Kapseln öffnen ihr Herz aus grauem Samen.

Langsam, ganz langsam wachsen die winzigen Fingerspitzen. Es ist nicht leicht, das letzte Häutchen zu zerreißen, zu atmen, ins Leben zu gelangen. Eine kleine lila Flamme, nur eine leichte Rötung im sprießenden Grün.

Das Blatt entfaltet sich und wird endlich zur Blüte. Eine gebogene kleine Glocke mit gekräuselten Lippen, feine weiße Fäden als Herz und Glockenschwengel. Von der Seite gesehen ist sie ein Fräulein mit großen Röcken, hochgewachsen und mit riesigen Augen. Eine Jungfer der Luft.

Die Bienen kommen und küssen das Honigwasser weg und fliegen schnell davon, um den Bienenkorb zu füllen. Ein Kolibri schwirrt heran. Die Spatzen und andere kleine Vögel suchen den Stempel, zwitschern und flattern. Die Blüte wiegt sich wie eine Glocke.

Im Morgengrauen wird sie von einem Flaum aus Tau bedeckt, der verfliegt, wenn sie die Lider öffnet. Eher bringt sie mit ihrem Blühen jeden Morgen zum Leuchten, als daß sie die Sonne empfängt.

An einem Tag im März – schwarzer Mond der Stadt – ließ sie der Wind, der sie wiegte, davonfliegen. Der grüne Boden bedeckte sich mit lila Farbe. Ein blöder Riese nimmt sie mit seinen Fingern auf. Der kleine Kopf läßt seinen feinen Honig fließen.

Es gibt keine Wunder. Nur das harte Leben und die violette Erinnerung an die Blüte und ihr Lächeln.

Retrographie

Mein Leben war lang und fruchtbar. Der Tod hat mich mit 78 Jahren auf die Welt gebracht, und ich wurde, wäre da nicht der Prostatakrebs, den sie ein paar Tage später bei mir diagnostiziert haben, sozusagen gut erhalten geboren. Die Feststellung, daß ich Krebs habe, hob das Nichtwissen darüber auf, warum ich mir eine Woche zuvor in die Schläfe geschossen hatte. Daß die Krebszellen plötzlich verschwinden würden, war in meinem Zustand selbstverständlich nur eine Hoffnung.

Die ersten Jahre vergingen sehr langsam. Ich tat nichts weiter als geduldig auf das Ende meines Alters zu warten. Hatte zu nichts Lust mit diesen schimmligen Knien und dieser gräßlichen Kurzsichtigkeit, und meiner Schwerhörigkeit. Als ich 73 wurde, habe ich das erste Mal mit Barbara geschlafen, kurz nachdem sie unter tragischen Umständen verstorben war, aber wir haben erst mit 69 Sex richtig genossen. Ich begann unbekannte Kräfte zu verspüren, Schwung, der von da an nur noch wachsen würde.

Mit 44 lernte ich meine Mutter kennen. Aus dem Nichts erwuchs eine riesige Traurigkeit und ich zog mich schwarz an, ging in mein Elternhaus, und in einem Zimmer im zweiten Stock empfing ich sie mit Tränen in den Augen, als sie starb. Sie sah erschöpft und irgendwie finster aus, aber der Erinnerung treu, die ich ihr seit jeher bewahrte. Sie öffnete die Augenlider, lächelte schwach und streichelte meinen Kopf. Es war die Zeit, in der mein Haar, fast schon ganz schwarz, begann, meine Stirn zu bedecken.

Täglich fühlte ich mich kräftiger. Es bestand kein Zweifel, die Jugend nahte schnell. Ich begann mich vom Gelernten zu befreien, trennte mich in einer großartigen Ehe von meiner Frau, begann mit dem Doktortitel meine Karriere, die Kurzsichtigkeit verschwand. Als ich um 22 Jahre alt war, geschah etwas Entscheidendes in meinem Leben. Nach einer Periode allmählicher Behinderung ging ich ins Krankenhaus, damit meine Hüftknochen langsam brachen. Dort erfuhr ich, daß ich an einem 7. Februar einen Unfall haben würde, einem Tag, den ich dann voller Ungeduld erwartete. Es war ein spektakulärer Unfall: Ich lag blutend und schwer verletzt auf dem Boden, bevor ich durch die Luft flog und kurz bevor der Wagen mein Mofa erreichte, der plötzlich von der Seite gekommen war und in einer Straßeneinmündung verschwand. Nach dem tödlichen Schrecken fühlte ich mich besser denn je. Ich habe aufgehört zu humpeln und hatte endlich meinen anderen Hoden wieder.

Jetzt – ich habe das Sprechen vergessen und kann schon nicht einmal mehr krabbeln und habe wieder all meine Zähne und mein Haar verloren – warte ich ungeduldig darauf, geboren zu werden, um die Welt zu verlassen. Der Bauch meiner Mutter ruft nach mir. Bald werde ich durch ihre Vagina hinauf bis zur Gebärmutter kriechen, wo mich das Wasser ganz allmählich auflösen wird, bis ich zu Nichts geworden bin.

ZWEITER TEIL

Koma

Das ist also das Jüngste Gericht. Platt, langweilig und gewöhnlich, so wie ich es mir immer vorgestellt habe. Keines dieser Lichter, das die Wolken durchschneidet, nicht die große hingeworfene Frage, kein zarter Metallklang, kein Wind. Es gibt kein einziges Geräusch. Es gibt nicht einmal Dunkelheit. Was würde ich für einen Armvoll Schatten geben, der für einen Augenblick dieses bösartige Nichts unterbricht, was würde ich für die panische Angst der Kindheit vor der großen Finsternis geben. Doch was sage ich da, wenn es nichts zu geben gibt, nicht einmal eine unwillkürliche Träne. Hier auf dieses Bett hingestreckt, verabschiede ich mich von meinen Tagen. Das genaue Datum, die körperliche Anekdote, die mich hierher gebracht hat und diesen Übergang zum Tod über den Punkt ohne Rückkehr hinaus führt, ist jetzt unwichtig. Was bringt es heute, mit einem nicht existierenden Körper das einer Revision zu unterziehen, was geschehen ist, solange das Leben dauerte. Die Ungewißheit ist zu Ende. Es ist bereits gleichgültig, ob dieser ferne Körper, dessen Existenz ich annehme, ohne seiner sicher zu sein, durchsiebt, wassersüchtig oder von einer indolenten Bauchspeicheldrüse gekrümmt daliegt. Ich befinde mich jenseits des Schmerzes und der Atemnot, der Übelkeit, des Brennens der Eingeweide. Ich sterbe einfach, jetzt ja, mit jeder der vielen Fluchten.

Eine eifrige Krankenschwester wird hin und wieder in eine Ader stechen und unbeeindruckt von meinen reglosen Genitalien die Kacke von den Bettlaken putzen. Der Arzt wird beharrlich, ohne Hoffnung, daß sie noch eine Wirkung haben könnten, Anweisungen geben. Nahe Verwandte weinen und sind verzweifelt und wägen den Verlust ab, fangen vielleicht an, über Euthanasie nachzudenken.

Aber ich erkenne auch die Zeit nicht mehr. Ich weiß nicht ob ich schnell oder langsam sterbe, ob ich ein Notfall bin oder auf einer Station des Krankenhauses dahinvegetiere, ob dies heute aufhört oder ob mein Grabstein noch Jahre auf eine Inschrift warten muß. Für mich ist sie kein Referenzsystem mehr. Ich lebe oder sterbe zeitlos.

Ich tue dies zudem am Rande des Raumes. Mein Tastsinn hat sich abgelöst und mein Blut kreist ziellos. Nichts ist zu sehen, nicht einmal, ich sage es noch einmal, die Dunkelheit. Ich atme noch, es wird so sein, aber es ist ein selbstständiger Atem mit Kampferduft und Plastikgeräuschen, ein von keiner Emotion geleiteter Atem, ein tödlicher Atem, dem der Gedanke fremd ist, daß er sich erhebt und die Seele bleibt.

Blut

Drinnen ist alles Blut. Man muß nur einen ganz kleinen Spalt öffnen, eine winzige Öffnung schaffen, und schon quillt es rot und warm heraus. Literweise Blut, das das Herz antreibt. Drinnen herrschen Dunkelheit und Blut. Rot, warm. Undurchsichtiges Feuer des Lebens.

Es gibt wenig, das den Geist so sehr beunruhigt wie der Anblick von Blut. Für einige ist es ein Grauen, das sie bis zur Ohnmacht hin verdrängen. Für andere ist es ein Elixir der Raserei, das sie in höchste Verzückung geraten läßt. Zwischen beiden Extremen stets eine Mischung aus Furcht und krankhaftem Interesse: kaum jemand tritt gern in eine Blutlache, aber alle nähern sich ihrem Rand.

Das Blut gelangt auf die unterschiedlichste Weise aus dem Körper heraus. Durch Saugen eines Insekts. Als kleiner Tropfen auf einer Stecknadel. Als Schwall durch die Injektionsnadel im Arm. Durch eine Abschürfung. Mit Zahnpastaschaum vermischt beim Zähneputzen. Durch den Schnitt eines Skalpells. Als Menstruationsblut der Frau, als Blut im Urin, wenn die Niere krank ist, als Austritt von Blut aus der Nasenschleimhaut, Nasenbluten. Als Blut, das erbrochen wird. Als schwarzes, halb verdautes Blut im Stuhl: Pechstuhl.

Durch den Stier, wenn er den Torero aufspießt, durch Fahrzeugteile, einen Unfall. Durch Schläge und Fausthiebe, eine Feuerwaffe, einen Messerstich.

Handelt es sich um venöses Blut, ist es dunkler, rinnt es langsam. Aus einer Arterie kommt das Blut pulsierend heraus, frisch, klar, schnell.

Ein kleiner Tropfen trocknet rasch. Es kann Stunden dauern, bis sich eine Lache bildet. Bald ist das Blut nicht mehr flüssig und erkaltet: es stirbt. Zuerst geliert es mit glänzender Oberfläche und leuchtender Farbe, und dann wird es von der Peripherie zum Zentrum hin hart. Es verliert seinen Glanz und es wird nicht nur dunkel, sondern schwarz.

Im Fleck enthalten ist die Seele des vergossenen Blutes sein Duft. Der warme, zugleich süße und salzige Duft frischen Blutes erregt die Fleischfresser, den Henker und den Krieger, und einfach nur der Duft nach Blut ist, leicht, stimulierend, anziehend, der Duft nach vom Leben geopfertem Leben. Dennoch spürt man sofort, schon beim ersten Duftschwall wie eine böse Vorahnung den Duft des Todes, einfach nur den Geruch nach Blut, einen dichten, bitteren Duft, der nur schwer zu ertragen ist, bitter und süßlich zugleich, das Elend eines verlöschenden Lebens.

Die rote Flut

Niemand, weder Mann noch Frau, ist vor ihr gefeit. Wenn sie zuschlägt, kann man nichts mehr machen, außer resigniert und bang darauf warten, daß sie wieder geht. Blut, Tränen, Schmerz, Pessimismus, Nervosität, Melancholie, die Menstruation beschwört eine Krise wahrhaft kosmischen Ausmaßes herauf.

Von Frau zu Frau, aber auch bei ein und derselben Frau ist die Menstruation im Laufe der Zeit immer eine Überraschung. Sie kommt unversehens, auch wenn man auf sie gewartet hatte, und welche Abgründe sie hervorrufen und welche Intensität sie haben wird, weiß man nie. Manche Frauen geraten an den Rand einer Psychose oder fallen einer anheim, andere stellen nur fest, daß die Menstruation da ist, wieder andere streiten sich mit allen und um alles oder leiden unter unerbittlichen Schmerzen. Eine besonders ruhige Periode kann im folgenden Monat die Hölle sein, und weh dem, der es wagt, den Grund des akuten Unwohlseins anzusprechen. Allerdings geht vom Nektar der Frau, sei er auch gefärbt und ungeduldig, nichts verloren.

Unlängst war ich an der Küste. Bevor ich noch seine auflaufende Gischt berührt hatte, stieß mich das Meer allein schon durch seinen Anblick ab. Das Wasser, das an dieser Stelle normalerweise herrlich blau und kristallklar ist, war jetzt eine undurchsichtige, braun-rote Flüssigkeit; große Placken eines ebenfalls kaffeefarbenen, dicken Schleims schwammen auf der Oberfläche. Auf dem Strand wimmelte es von toten Fischen. Ich glaubte, das Meer sei krank und begnügte mich damit, es nur anzuschauen. Eine Welle folgte der anderen, Vögel, die Sonne ging unter. Aber das Meer ist das Meer: ehe ich mich versah, wiegte das Meer mich wieder an seinem Busen. Etwas kühl, mit einem leicht alten Geschmack und dem Duft nach etwas Ernstem schenkte das Wasser mir neue Wonnen.

Nachts lächelte mir ein alter Mann aus dem Ort spitzbübisch zu und blickte mich verständnisinnig an: »Das ist die rote Flut, so heißt das hier; das Meer ist sauer«. Das waren die Nixen, die bei diesem Neumond ihre Tage hatten.

Im Rhythmus des Herzens

Das Herz gibt dem Leben den Takt an. Im Augenblick der Geburt schlägt es sehr schnell und am Ende bedeutet sein Stillstand den Tod. Die Angst wie auch die Liebe, die Traurigkeit, der Mut, der Haß und die Güte wohnen in seinen Kammern. Es heißt, daß sogar die Herzlosesten ein kleines Herz haben.

Es schlägt sechzig oder siebzig Mal in der Minute; vierzig bei schlafenden Athleten und einhundertachtzig beim Kind, das sich erschreckt. Die Boxer galoppieren, die Alten humpeln, die Engel fliegen und die Liebe geht. Das Herz bedeckt den Schlaf mit Ruhe und auch den, der ihm Gewalt antut. Es ist der Motor des Körpers, schiebt das Blut an, mit dem man geht, denkt und schaut, es färbt die dunkle Gasse mit Angst, es nährt den Schmerz, es gibt uns Schwung, versagt uns ständig. Die schlaflosen Nächte hat das Herz erfunden, als die Seele nicht aufgepaßt hat.

Das Wesen des Menschen wurde ihm von den Göttern durch das Herz gegeben. Das Herz wird von einer unverstandenen Liebe, einem Dolchstoß, einer Enttäuschung, dem unwiederbringlichen Verlust eines geliebten Menschen zerrissen. Gefangenes Herz, reuiges Herz, heiliges Herz. Der Mittelpunkt des Seins, mein Herz.

Und dabei ist das Myokard nur ein Stück Fleisch. Vier Höhlungen, ebenso viele Ventile, ein feiner Schrittmacher, ein minutiöses Elektrokardiogramm, und Blut und Geräusche zwischendurch, ein Zusammenziehen und abermaliges Zusammenziehen. Plötzlich setzt es aus, manchmal ergibt es sich schweigend, manchmal hat es einen spektakulären Infarkt; aber immer bleibt es am Ende stehen.

Ruhig beim Ausatmen und schneller beim Einatmen, das

ist der alltägliche Rhythmus des Herzen. Herzrasen bei erwidertem Herzschlag, Gelassenheit nach dem Ende, ein Aufbäumen beim Abschied, schelmenhafter Anfang.

Der Mensch ist nichts weiter als ein muskulöser Mythos, beschränkt darauf, den lasterhaften Blick zu denunzieren.

Atem

Eilig kommt der Atem aus der Nase und steigt gierig, leidenschaftlich, lauwarm zum angrenzenden Geruchssinn hoch. Die Münder sind in einem Kuß vereint und eben dieser kleine Hauch läßt ihn fliegen. Frauenduft, Männerduft, zarter, von Begehren voller Wind.

Mit dem Atemhauch putzt man die Brille. Mit dem Atem bringt der Musiker sein Blasinstrument zum Klingen. Kommt man vom Laufen erschöpft außer Atem, muß man stehen bleiben und Atem schöpfen. Manchmal stinkt der Atem und wir nennen ihn schlechten Atem, und man muß die Zähne putzen, gurgeln und ein paar Pastillen lutschen, die ihn schließlich reinigen. Der Atem eines Rauchers trägt Spuren von Rauch in sich, und der Atem von jemandem, der Knoblauch und Zwiebeln gegessen hat, wird gezwungenermaßen danach riechen. Kautabak ruiniert ihn ernsthaft und bei Trunkenbolden wird er zu einem dichten Tuff. Die Worte beflecken offensichtlich ebenfalls den Atem: man müsse sich, heißt es, den Mund mit Seife auswaschen, um ihn von unflätigen Worten zu reinigen. Und auf alten Stichen sind Frösche und Schlangen zu sehen, die jemandem von der herausgestreckten, bösen langen Zunge springen.

Das Bild des Atems hat etwas Kraftvolles. Man haucht einer Sache Atem, das heißt Leben ein. In meiner Sprache bedeutet das Verb, das wortwörtlich »mit Atem versehen« heißt, ermutigen, Hoffnung einflößen. Und das Gegenteil »desalentar« entmutigen. Jemand, der entmutigt ist, rennt hechelnd hinter der Hoffnung her, die ihn dann, wie schon bei Quevedo als Desillusion angrinst, er atmet nicht frei, ihn befällt Atemnot. Es ist so, als entstünde ein Loch in seinem Bauch, als zöge sich seine Brust zusammen.

Dagegen hilft nur eines: geduldig einatmen, ausatmen, dem Körper geben was er braucht: die Luft zum Atmen.

Zugleich innen und außen

Die Uhr zeigt sechs Uhr morgens, der Tag beginnt: das heißt, man muß aus sich selber herauskommen und aufs Neue in Tag und Raum eintreten. Der Traum, den man gerade noch geträumt hatte, verfliegt, und dabei stellt sich die Welt höchstpersönlich ein. Man hebt die Augenlider, man reckt die Muskeln, man entleert die Blase. Ein tiefes Gähnen, um die Lungen mit Luft zu füllen, und vielleicht ein Kratzen der Kopfhaut. Ein Blick auf die Zunge im Spiegel bestätigt den äußeren Körper, und dies vor allem heißt Aufwachen.

Aber es gibt kein Außen ohne ein Innen, und daher findet jeder Schritt auf dem Boden in Enzymen, unbemerkten Zeichen und dem Blutkreislauf seine Entsprechung. Sei es das Herzflattern der Liebe oder das Adrenalin eines Kampfes, seien es die Säfte des gefräßigen Appetits oder das trübe Licht der Langeweile: die Tage vergehen und führen den äußeren Körper allein mit der Absicht über die Wege des Lebens, daß der innere Körper sein Gleichgewicht aufrecht erhält.

Den äußeren Körper kann man sehen und berühren, man wäscht ihn, schminkt ihn, bekleidet ihn, nimmt ihn hierhin und dorthin mit, zeigt oder verbirgt ihn, begehrt ihn. Der innere Körper ist anders. Kein Licht fällt in ihn hinein, seine Temperatur ist erstaunlich konstant und überall sind Flüssigkeiten, virtuelle Höhlungen. Es ist das »milieu intérieur« von Claude Bernard, das Urmeer, die Urhülle.

Aber nicht immer ist klar, was innen und was außen ist. Das Offensichtliche ist manchmal gar nicht so offensichtlich, und so sind die vielen Meter Eingeweide auch ein Außen, da sie nur so in ihren Wänden Millionen von Bakterien beherbergen können. Ebenso sind das Licht der Lungenbläschen, die Harnwege, die Eustachischen Röhren ein Außen. Die Augen, die im Prinzip außen sind und zudem noch Fenster der Seele, sind daher auch Fenster ins Innere des Körpers: die Retina mit ihrem Kranz aus Blutgefäßen und ihrem Nervengeflecht befindet sich bereits innen. Die Fingerspitzen gehören zum Draußen, der Tastsinn jedoch zum Drinnen. Drinnen sind die vierzehn Knöchelchen des Handgelenks, draußen der Daumen und der Zeigefinger. Die Hoden sind zwar innen, gehören aber zum Außen, und die Penetration während des Geschlechtsverkehrs ist keine, die Vagina und sogar die Gebärmutter sind Außen, und daher kann letztere ein ganzes Kind in sich tragen.

Das Herz tritt zu gewissen Gelegenheiten heraus, wenn man es auf der Zunge trägt. Man geht in sich, um nachzudenken. Die Worte kommen mittels der Zunge heraus, und gelangen durch die Schnecke im Ohr ins Innere. Die Lektüre hat ein Draußen: das Papier, kleine schwarze Buchstaben, und ein Drinnen: Überraschung, Staunen, Erleuchtung.

Die Wirbelsäule ist letztlich das, was Drinnen das Draußen stützt. Wirbel für Wirbel, Nackenwirbel, Brustwirbel, Lendenwirbel. Es ist nicht wenig, daß sie oben den Kopf halten, mit dem wir in der Welt sind. Wenn die Wirbel sich verrücken, was bei den Sitzgewohnheiten heutzutage häufig vorkommt, ist das Ende einer Reihe von Dominosteinen der Hexenschuß, einer der deprimierendsten Schmerzen, weil man nichts machen kann. Weder sich Hinlegen noch sich Hinsetzen noch Stehenbleiben bringt Erleichterung. Der Innenkörper hält den Außenkörper aufrecht und gefangen, und man selber steht zwischen ihnen, weiß nicht, was man tun soll, ist schlecht gelaunt, ungeduldig, krank, ohne richtig krank zu sein.

Man bedient sich dann einer List von außen, um nach innen zu gelangen, als da sind: Schmerzmittel, Kräuter, Massagen, die überraschenden Griffe eines Chiropraktikers, Röntgenstrahlen, wenn es nicht zu umgehen ist, das Skalpell, und sogar eine Knochentransplantation. Die Akupunktur hat diesbezüglich auch ihre Vorstellungen, und ich weiß nicht so recht, aber vielleicht ist es dieser äußerst schmerzhafte Punkt, in den die Nadel zwischen dem großen Zeh und seinem Nachbarn sticht, dieser Schmerz, der dich wie ein Blitz durchfährt und lange fortbesteht, der am Ende die Rückenschmerzen lindert. Es gibt außerdem noch das Besprechen, heiße Umschläge, Zaubertränke.

Draußen, das weiß jeder, lauern das ganze Leben lang Gefahren, ein Blitzschlag, ein Tier, eine Stich- oder Schußwaffe. Und während der junge Mensch einen weiten Horizont großer physiologischer Versprechen in sich trägt, bleiben dem alten Menschen nur böse Vorahnungen: neben der unvermeidlichen Wirbelsäule, der Dickdarm, und wenn es das nicht ist, Atemnot, Bluthochdruck, Diabetes, und immer der ominöse Schatten des einstweilen befriedeten Krebses. Tod von außen und Tod von innen, was am Ende allerdings auf das gleiche hinausläuft.

Wo befindet man sich aber, wenn dies sich alles so verhält, beim Aufwachen? Auf eine so naive Frage, muß man eine naive Antwort geben: weder draußen noch drinnen, man ist zugleich drinnen und draußen, will heißen an der Grenze: für einen Agnostiker die Seele.

Voll und leer

Die Gedärme grummeln, wenn sie leer sind: ihre Aufgabe ist es, sich zu leeren; um dieser nachkommen zu können, müssen sie sich aber erst einmal füllen. Schmerzen vor Hunger. Sie grummeln auf eine andere Art von innen nach außen, wenn sie zu voll sind: Furze und Aufstoßen sind wohltuend, da sie entleeren.

Und so ist es überall. Eine Menge von Apparaten und Mechanismen, die einerseits gefüllt und andererseits geleert werden. Im Uterus füllt sich ein Wesen mit Chromosomen und im Grab entleert es sich allen Fleisches. Entleert er sich nach intensiver Handarbeit nicht, schmerzt der Hoden heftig; anschließend wird er sich durch Begehren erneut füllen. Feine Mechanismen sorgen dafür, daß der Körper sich mit Wärme füllt und andere, ebenso spezialisierte, sorgen dafür, daß er die Wärme abgibt: läßt der Organismus über einen bestimmten Grenzwert hinaus Wärme heraus, stirbt der Organismus an Unterkühlung; glüht er im Fieber, verbrennt er.

Die Nieren kontrollieren den Wasserstand, eine weitere unerläßliche Funktion, denn versagt sie, füllt sich das Gewebe ständig mit Wasser an, und der Mensch ertrinkt von innen. Das Knochenmark füllt das Blut mit roten Blutkörperchen, und die Milz scheidet sie aus; die einzige Aufgabe des Hämoglobins besteht darin, sich mit Sauerstoff zu füllen und ihn umgehend wieder auszuschütten. Und bei den Lungen verhält es sich ebenso; bei einem Emphysem können sie sich nicht mehr leeren, während eine Lungenentzündung sie daran hindert, sich mit Luft zu füllen, was eigentlich ihre Aufgabe ist.

Die Seele füllt sich mit so vielen Dingen, daß es bald Not

tut, sie durch Weinen, durch Gespräche und durch Kunst zu leeren, oder aber über die Haut und genitale Gelüste; Schreie, den Blick, die Erinnerung oder das Lachen. Die Ohren müssen sich auch hin und wieder leeren, man muß ihnen Stille gönnen, und dann wieder möchten sie gefüllt werden: wir bieten ihnen Musik und Stimmen. Der Kopf füllt sich mit Gedanken und nur neue Gedanken leeren ihn; alles, was wir lesen, sehen oder hören sammelt sich im Hirn an und irgendwann paßt nichts mehr hinein, dann müssen wir das Gehirn leeren, indem wir Wissen schaffen. Ständig füllt sich das Leben, und am Ende leert es sich mit einem einzigen Ausatmen.

Unveränderliche Kennzeichen

Der Schmerz ist in unterschiedlicher Form und in unendlich vielen Abstufungen eine alltägliche Erfahrung. Von einem bestimmten Alter an, bist du tot, wenn du morgens aufwachst und dir nichts wehtut: Von morgens bis abends reihen sich die Zipperlein aneinander. Dieser leichte Schmerz in der Wade, der nicht weggeht, im Magen, wegen der Exzesse in der vorangegangenen Nacht, im Backenzahn seit einer Woche, in der Prostata wieder einmal, in der Brust wie schon so oft.

Manchmal ist der Schmerz klein und verschwindet nach ein paar Minuten so schnell, wie er gekommen ist. Manchmal handelt es sich um einen großen, unerhörten Schmerz, der den Menschen überfällt. Man liegt reglos auf dem Bett, hat Stöpsel in den Ohren, hält die Augen bedeckt, in die Schläfe werden einem Nägel, in die Augäpfel Krampen eingeschlagen, Augentränen, Übelkeit, Nasenverstopfung, schlechte Laune, Frösteln: die grausame Migräne bemächtigt sich, vom Nacken ausgehend, des ganzen Körpers, und wird die Seele für die nächsten Stunden nicht aus ihren Klauen lassen.

Schmerzen eines bestimmten Alters. Schmerzen, die nie vergehen. Drohende Schmerzen. Bekannte und nie erlebte Schmerzen. Absurde und logische Schmerzen. Unangenehme und köstliche Schmerzen. Leidenschaftliche Schmerzen.

Ich habe zudem einen mysteriösen Schmerz, den kein Arzt bisher deuten, geschweige denn mir nehmen konnte. Während ein Arzt es für Hypochondrie hält, meint ein anderer, der Schmerz stamme vom Magen und wieder ein anderer hält ihn für ein Problem der Wirbelsäule. Er taucht dreimal im Jahr wie ein Blitzschlag auf, unter den verschiedensten Umständen und ohne offensichtlichen Zusammenhang. Es fühlt sich so an, als würde eine gebrochene Rippe sich in die Lunge bohren, hinten, auf der linken Seite. Er hindert mich am Atmen und wirft mich augenblicklich zu Boden. Zum Glück dauert dieser grundlose Schmerz ohne Vorankündigung, dieser hoffnungslose, folgenlose, einzigartige, ganz persönliche Schmerz, dieser Schmerz ohne Zweck und Ziel, dieser namenlose Schmerz nur ein paar Sekunden. Dieser minutiöse Schmerz ist eines der kostbarsten Merkmale dafür, daß ich weiterhin lebe und trotz der Jahre, trotz allem immer derselbe geblieben bin.

Mit dem rechten Fuß

Zu meinen Füßen habe ich ein zwiespältiges Verhältnis. So sehr ich ihnen für ihre Bereitschaft danke, mich überallhin zu tragen, ärgert mich ihre Impertinenz, wenn es darum geht Schuhe zu kaufen. Der eine Schuh gefällt ihnen nicht, weil er zu eng ist, der andere, weil der Spann zu niedrig ist, und ein weiterer, weil er zu spitz ist.

Der Gerechtigkeit halber sei gesagt, daß es mein rechter Fuß ist, der alles so schwierig macht. Er ist krumm zur Welt gekommen und hat viele Jahre Gymnastik, Eingipsungen und orthopädische Korrekturen hinter sich. Auch wenn das Ergebnis, wie man mich hat wissen lassen, ein plumpes Anhängsel ist, kann man sagen, daß er nach vielen Kämpfen jetzt die Aufgabe, die das Leben für ihn vorgesehen hat, würdig erledigt. Ein leichtes Humpeln verursachend, schreitet er aus und seine vielen, eher aufgrund von Schlägen als aufgrund der Gene an ihrem Platz liegenden Knöchelchen können das Gewicht des gehenden Körpers tragen. Man darf jedoch nicht zu viel Gleichgewicht von ihm verlangen, weil das Fußgewölbe eingefallen ist, die Achillessehne zu kurz und etwas verschoben, der Fußrücken übertrieben hoch und die Ferse schief nach innen gerichtet ist. Er setzt die Zehen beim Gehen nicht auf, was nebensächlich zu sein scheint, jedoch für die Anatomie eines Schrittes wichtig ist. Er verweilt eher auf der äußeren Kante, wo er Gebrauchsspuren aufweist, darunter eine lange, dicke Schwiele. Der prekäre, ungestalte Fuß.

Ich erkenne seine Beharrlichkeit im Kampf, den wir beide gekämpft haben, an, aber ich verwünsche den Ärger, den er mir bereitet hat und heute noch bereitet. Endlose Sitzungen beim Physiotherapeuten, schreckliches Versagen im falschen Moment, Schuhe, die beim zweiten Anziehen verformt sind, unerklärliche Krämpfe und unerwartete Erschöpfung, unspezifische Lumbalgien, erhöhte Sensibilität an diesem oder jenem Bereich des Hinterns. Es stimmt, daß er einen lästigen Fußball gehalten hat, aber mir wurde auch bedeutet, ich tanzte wie ein Bär.

Ich behandele meine Füße schlecht. Ich gebe ihnen zu wenig Schuhe, nehme sie, ohne Acht zu geben, in unwegsames Gelände mit, lasse zu, daß sie von Dornen gepiekt, gequetscht, geschnitten werden, ich erlaube ihnen, in der Dunkelheit unbekleidet herumzulaufen, verpasse ihnen häufig Blasen. Aber nicht aus Undankbarkeit, denke ich, denn ich habe auf der Straße die grausamen Folgen eines Klumpfußes gesehen, dessen Behandlung allein in Optimismus bestand.

Die Brille

Eine Brille nimmt man ab, setzt man auf, steckt man weg, reinigt man, häufig beschlägt sie, und bei Regen funktioniert sie nicht.

Eine Brille scheint ein Werkzeug zu sein, aber, derjenige, der sie trägt, empfindet sie als einen Teil seines Körpers. Irgendwann im Leben ist sie plötzlich da, gelegentlich wird sie krank und – wie die Haut – erneuert sie sich. Zwei große, gläserne Zellen.

Sie hat fünf Punkte, auf die sie sich stützt: die Ohren, die Nasenwurzel und die Pupillen, besitzt zarte Gelenke, die eine genaue Einstellung erfordern. Wie ein verstauchter Knöchel führt ein Bügel, der nicht richtig auf dem Ohr sitzt, zu Migräne und schwankender Sicht.

Eine Brille ist nicht, wie allgemein angenommen wird, allein Folge eines Defektes. Viel Gucken führt auch dazu, daß sie einem wächst: wie Hornhaut an den Füßen eines Wanderers oder Schwielen an den Händen eines Bauern, ist sie zugleich das Ergebnis und der Hüter ständiger harter Arbeit.

Jeder hat ein besonderes Verhältnis zu seiner Brille. Der zutiefst Kurzsichtige ist ohne seine Flaschenböden aufgeschmissen und klammert sich verzweifelt an sie. Der Weitsichtige benutzt seine Brille nur zum Lesen und behandelt sie nachlässig. Kinder pflegen sie zu hassen. Aber jeder – sowohl der Astigmatiker als auch der Bifokale oder der klassische Kneifer – vertraut seiner Brille wie seinem Herzen. Wie dieses bemerkt man auch die Brille nur bei Erregung oder Versagen: Ein Bikini in der Ferne zwingt zu einem schnellen Zurechtrücken, und autsch, wie weh tut es, wenn ein Glas zerbricht oder einer der beiden Bügel.

Violette Sonnen

Betrachtet man einen leuchtenden Gegenstand, die Sonne in der Dämmerung oder einen brennenden Scheinwerfer, fixiert sich dessen Bild präzise auf der Netzhaut und verharrt dort eine kurze Weile, selbst wenn man die Augen schließt. Nach dem Blitzlicht stört der rote Schein.

Dieses Phänomen erlaubt eine im allgemeinen unbekannte Eigenheit des Sehorgans zu entdecken: die Sakkaden, ruckartige Bewegungen des Augapfels. Auch wenn wir den Blick fest auf einen bestimmten Punkt gerichtet haben, bewegen sich die Augen ungeheuer schnell. Hundertstel Millimeter bei jeder Bewegung, Tausendstel Sekunden bei jeder kleinen Abweichung, und jede Bewegung ruft ein neues Bild hervor. Was als unbewegliches Objekt beschrieben wird, ein Stern beispielsweise, ist in den Augen eine Vielzahl von wiederholten Bildern, eine unstete Kollage, die sich die ganze Zeit über verändert.

Sonnenuntergang am Meer. Die Sonne nähert sich dem Horizont. Nachdem ich sie starr angesehen habe, schließe ich die Augen. Im dunklen Panorama häufen sich Dutzende gelber Sonnen in der Mitte und sprenkeln die Ränder. Dabei ist es eine einzige Sonne, wie ich mich, die Augenlider hebend, versichere. Ich schließe sie wieder, und da sind die Sonnen wieder, jetzt an einer anderen Stelle, in einer anderen Konstellation, die langsam verlischt. Öffne ich und schließe ich die Augen schnell, erscheinen die Sonnen am blauen Himmel, nun aber violett.

Die Sonne geht unter, die wirkliche. Das Gedächtnis wird sich nur durch das unglaubliche Schauspiel an sie erinnern, das die Augen erfunden haben.

Die Natur des Nystagmus

Eine Lieblingsbeschäftigung in der Kindheit war, sich so lange zu drehen, bis man das Gleichgewicht verlor. Stand man dann auf, drehte sich die Welt ganz schnell, und wenn sie schließlich, müde geworden, damit aufhörte, mußte man sie wieder aufziehen und sich aufs neue drehen. Ein Kind von einem Jahr und ein paar Monaten, das gerade erst anfängt zu laufen, kennt diese Form sich betrunken zu machen bereits nur allzu gut.

Dabei setzt das Gleichgewichtssystem des Körpers einen Mechanismus in Gang, der als Nystagmus bekannt ist und die von der Drehbewegung veränderte visuelle Perzeption zu kompensieren versucht. Die Augen bewegen sich unwillkürlich, rhythmisch in bestimmte, sich wiederholende Richtungen, relativ langsam, in Drehrichtung und sehr schnell in der Gegenrichtung, als wollten sie das fliehende Bild festhalten. Die Rotation der Umgebung ist daher ein Film: Jede kleine Bewegung zeichnet ein Bild, und zwar so schnell, daß einem die Sequenz nicht bewußt wird, nur das schwindelerregende Ergebnis: die Welt dreht und dreht sich.

Das Phänomen kann man ganz deutlich in der Untergrundbahn sehen. Angesicht der Geschwindigkeit der Plakate an der Wand, wenn der Zug in den Bahnhof einfährt, fangen die Augen des Fahrgastes, der aus dem Fenster schaut, an, sich unkontrolliert hin und her zu bewegen. Das geht so schnell, daß niemand am Ende deswegen auf dem Boden des Bahnsteigs landet.

Die Primaballerina zähmt ihren Nystagmus, indem sie am Ende eines *fouetté en tournant*, der klassischen Drehung, ihre Augen ruhig hält, und so kommt der Schwindel nie auf.

Und es gibt Menschen, die, ganz im Gegenteil, diese physiologische Besonderheit zu mystischen Zwecken nutzen: Der Sema, der zeremonielle Tanz der Mavlevi, der Mitglieder eines Sufi-Ordens, die als auch »die drehenden Derwische« bekannt sind, erreicht seinen Höhepunkt, wenn die Initiierten beginnen, sich sehr schnell zu drehen, ohne sich vom Fleck zu bewegen. Nach vier Drehphasen, die jeweils zehn Minuten dauern, kehrt der Derwisch in einem veränderten Bewußtseinszustand wieder in das Grab zurück, aus dem er symbolisch herausgekommen war, bevor er angefangen hatte sich zu drehen, und das kommt einer Kontaktaufnahme mit dem Höchsten Wesen gleich.

Bei weniger mystischer Berufung und im näheren Umfeld pflegt das Alter der Freude am Drehen ein Ende zu bereiten, allerdings nicht der Freude am Schwindel. Damit das Hirn sich dreht, greift man mit dem Stolz eines Seßhaften zur Einnahme von Substanzen. Vom Fusel über Marihuana, Schnaps, Klebstoff bis hin zum Kokain, hängt jeder, so gut er kann, sein Leben an den Nystagmus.

Und Sie?

Seit undenklichen Seiten hat der Mensch unabhängig von den Breitengraten und Epochen nach Möglichkeiten gesucht, sich bis unter die Haarspitzen vollzudröhnen. Pflanzliche Fermentation – Wein mit seinem unterschiedlichen Körper –, Kakteen und heilige Pilze, Fasten zu mystischen Zwecken, Marihuana, Mutterkorn, Schlafmohn, Tabak, Kokablätter, Muskatnuß. Und seit kurzem nutzt er die Zaubertricks der Chemie von Aspirin (eine eher blutsmäßige Sucht), dem LSD und dem Heroin bis hin zu Valium, Crack und Lösungsmitteln. Was dabei auffällt, sind, von den Höllen und dem Abgrund einmal abgesehen, Phantasie, Beharrlichkeit und Erfindungsgabe. Letztlich lebt man ja von Träumen.

Etwas anderes ist heutzutage der Krieg des Marktes, die finanziellen Interessen, die Kompetenz der Mafias und der moralinsauren Brandstifter der Antidrogenkampagnen, die nur dazu gut sind, die dunklen Mechanismen zu verschleiern, die die Geschäfte in Gang halten. Die Süchte an sich, von denen einige so sehr bestraft werden, entsprechen einer seit jeher vorhandenen physiologischen Gegebenheit.

Gibt es beispielsweise eine größere Sucht als die vollkommene Abhängigkeit vom Sauerstoff, dieser Droge, die alle Welt pausenlos und mit höchstem Genuß zu sich nimmt? Ihr dauerhafter Gebrauch – sechzig, achtzig Jahre ununterbrochene Einnahme – tötet das Individuum früher oder später, nicht ohne es zuvor bis auf die Knochen aufgebraucht zu haben. Die Entzugserscheinungen sind fulminant: entweder bekommt man die Droge sofort wieder (in höchstens ein paar Minuten) oder einen Ersatz, sonst nimmt der Tod den Drogensüchtigen mit sich ins Jenseits.

Andere Süchte, die vor allem kultureller und psychologischer Herkunft sind, aber ebenfalls Töchter der gleichen Lebensfunktion, werden nicht nur nicht verboten und verfolgt, sondern man fördert sie eifrig, und sie besitzen zudem großes Prestige. Die Sucht nach dem Geld, nach Ruhm, nach Arbeit, nach Macht, nach Sex, nach Gott, nach dem Tod. Mit ihnen ist der Handel erlaubt.

Als großer Kenner der menschlichen Natur fragt Juán Pérez Amor in seiner langjährigen Arbeit als Arzt seine Patienten bei einem ersten Gespräch nicht, ob sie trinken, rauchen oder Heroin spritzen. Er fragt einfach nur: »Und Sie, was törnt sie an?«

Unser Körper

Ebenso wie die Erythrozyten keine Ahnung von Metrik und Philosophie haben, entgeht dem Denken die Plackerei des Hämoglobins. Wir haben weder Zugang zur Information, die der Sinus Caroticus aussendet, noch wissen wir, welche Strapazen die Niere bei der Destillation des Urins durchmacht oder das Haar bei seinem langsamen Wachstum in seinem Follikel. Wir haben keine Vorstellung vom Fluß der Flüssigkeiten in Hirn- und Rückenmark, wir kennen die phosphatene Seele der Knochen nicht, uns entgeht die filigrane Gestalt der elektrischen Zellen.

Und dennoch denken wir unablässig an unseren Körper. Wir denken tagtäglich darüber nach, was wir ihm anziehen, was wir ihm zu essen geben sollen. Wir sind wegen seiner großen Hinfälligkeit um ihn besorgt und uns schrecken unzählige Dinge, die ihm passieren könnten. Der Schmerz, sei er groß oder klein, übernimmt es, uns immer wieder daran zu erinnern, daß wir Eingeweide haben, daß Muskeln an die Schulter anschließen, daß sich im Knie Knorpel aneinanderreiben.

Kinder denken ständig an ihren Körper, der von einem Augenblick auf den anderen nicht mehr derselbe ist. Sie sind zuerst überrascht, daß ihre Hände sich vom Willen gesteuert bewegen, später, daß sie laufen können, daß sie das Pipi anhalten und auf Bäume klettern können. Dem alten Mensch hingegen ist das Entsetzen darüber immer gegenwärtig, wie das Leben sich durch jede seiner Poren, durch die Galle, den Rücken, mit dem Rhythmus des Herzens davonmacht, wie die Sehfähigkeit nachläßt und wie qualvoll es ist, tagtäglich diese alte Haut zu bewegen.

Es ist schön, über den eigenen Körper nachzudenken, darüber wie er es anstellt, so viel zu spüren, und über das Wunder des Atems, oder darüber, daß er niest oder müde ist, über die Wonnen des Tastsinns und des Geruchssinns. Man öffnet und schließt abwechselnd ein Auge, und die Welt tanzt dazwischen. Ein süßer Klang oder ein Recken und Strecken. Sich bei einem heftigen Juckreiz kratzen, bis er gestillt ist.

Aber es ist auch großartig, den Körper zu vergessen. Es bedeutet Gesundheit und, daß der Geist frei oder beschäftigt ist. Zu vergessen zu essen oder zu schlafen, sich anzuziehen, die Aspirintabletten zu nehmen oder die Haut in sexueller Absicht leicht zu streifen. Zu vergessen, daß es das Fleisch gibt, und seine Existenz in einem plötzlichen Geistesblitz, einer Ahnung von Ewigkeit rundheraus zu leugnen.

Hohler Kopf

Ganz oben sitzt der Kopf, der das Tun des Körpers in dem Stückchen der Welt kontrolliert, das er in diesem Augenblick einnimmt. Er bestimmt seine Position: aufrecht, sitzend, liegend. Sein Handeln: gehen, laufen oder stehen; lesen, Auto fahren, sich unterhalten, einer Aufführung zusehen oder zuhören; essen, schlafen oder nur faulenzen. Seine Haltung: Abwehr, Angriff, Wachsamkeit, Gleichgültigkeit. Er schenkt ihm seine Macken und geliebten Perversionen, seine Gesten, seine Laster, seine Wonnen.

Das Haar, die Stirn, irgendein Gesicht und hinten der Nacken. Von den fünf Sinnen haben vier ihren Sitz im Kopf und beim fünften, dem Tastsinn, spielt das Gehirn eine große Rolle. Unter der Haut liegen die Muskeln und darunter der Schädel. Der Knochen liegt über der Hirnhaut, drei feinen Schleiern, und, in seiner Flüssigkeit schwimmend, befindet sich in der Mitte das Hirn. Viele Neuronen, eine graue Masse, und viele Nervenfasern, eine weißliche Masse. Es gibt elektrische Codes, Synapsen, chemische Transmitter, Nucleola, Gehirnwindungen, Hemisphären.

Für einen selbst aber ist der Kopf hohl. Anstelle von Eingeweiden enthält er eher Träume, anstelle von Gewebenetzen Gedanken. Dort leben die Erinnerungen, die Bilder der Welt, die Spiele, die Echos, die Gefühle. Bei all der Neuroanatomie paßt das nicht hinein. Und drinnen ist es auch nicht dunkel, wie sein Stoffwechsel verlangt; es strahlt hell, wenn es einen Blick entdeckt, wird in der Dämmerung blau und manchmal wird es vom der Windstoß einer Migräne erfaßt oder den doppelten Lichtern eines gewaltigen Rausches.

Nichts davon, wenn der Schädel aufgemacht wird und

der dort beherbergte Geist gerinnt und blutigen Organen Platz macht. Das Gehirn existiert nur in Operationssälen und auf Autopsietischen. Solange alles gut geht, ist der Kopf hohl.

Wie essen Sie eigentlich?

Ich steige in ein Taxi. Am Steuer sitzt ein junger, kräftiger Mann mit kleinen, schwarzen Augen und einem rötlichen, sorgfältig gestutzten Bart. Nachdem wir Ziel und Route ausgemacht haben, fahren wir ein paar Block lang in vollkommenem Schweigen. Ohne den Blick vom Verkehr abzuwenden oder seinen ernsten Gesichtsausdruck zu verändern, fragt er mich:

»Wie essen Sie eigentlich?«

Was mich sehr überrascht. Ich weiß nicht, worüber ich gerade nachgedacht hatte, aber ganz sicher bewegte ich mich fern von derart philosophischen Gefilden. Früh am Morgen, wenn ich zur Arbeit spät dran bin, noch halb schlafe, gehen mir naheliegendere Gedanken durch den Kopf, und plötzlich muß ich eine lange Kette von Ereignissen abwickeln, die mir zwischen Gebremse und Gehupe eine Erklärung dafür liefern könnte, was an mir ihn auf die Ernährung gebracht hat. Ich nehme an, daß es anfangs Pesos und Centavos waren und, daraus folgend, der Job. Sind die ersten zwei Wochen vorbei, muß als nächstes eingekauft werden: im kleinen Supermarkt die Sachen für die Speisekammer und, wenn es geht, die frischen Sachen auf dem Markt. Dann muß das Essen zubereitet werden: Mischen, Kochen, Abschmecken, wissen, wie man es serviert. Andernfalls gibt es Butterbrot oder den allseits bekannten Taco.

Als nächstes kommt die Physiologie. Man muß Hunger haben – das ist jeden Tag der Fall – und, wenn möglich, sitzen. Ist das Stück, was man essen möchte, groß, bringt man es in die richtige Größe, manchmal mit der Hand, manchmal mit dem Messer, manchmal mit kräftigen Bissen. Ich öffne den Mund, in dem das Wasser schon zusammenläuft, deponiere darin die heilige Speise: öffnen und schließen, die Kinnlade andrücken, die Zunge verschiebt den Bissen, noch mehr Spucke, wie lecker schmeckt die Masse, wie gut die Flüssigkeit. Zwischen den einzelnen Stücken, ein Gespräch oder ein paar Zeilen abstrakte Gedanken.

»Wie essen Sie eigentlich?«, unterbricht der am Steuer mit einem Anflug von Ungeduld meine Reflexionen.

Ich sehe die Geste, die seine Worte begleitet, und stürze ab. Indem er sein Kinn berührt, wird mir mein eigener Bart bewußt, der im Gegensatz zu seinem dünnen, gut gestutzten Bart anarchisch und wild ist und tatsächlich jeden Zugang zum Ernährungskanal versperrt. Was machen Sie mit dem Bart und vor allem mit dem langen Schnurrbart, wenn es ans Essen geht, war die Frage, so einfach war das, und dahinter stand nur die Absicht über meinen Bart zu sprechen, der in einem Land, in dem Bartlose vorherrschen, ungewöhnlich ist und immer Anlaß zu Kommentaren gibt.

Ana hat mich, als sie klein war, gefragt: »Was ist das«, während sie auf den Mond zeigte. Sie ließ mich Satelliten, Tausende von Kilometer, Umlaufbahnen, Astronauten, Göttinnen und poetische Inspiration aufzählen. »Nein, Papa«, sagte sie, als ich eine Stunde später aufhörte zu reden. »Was ist das, ein Kreis oder ein Quadrat?«

»Nun ja, ich esse, wie ich esse«, antworte ich dem Taxifahrer kurz angebunden und beinahe schon ärgerlich, und wir wechseln kein Wort mehr.

Angeberei

Von den verschiedenen Produkten, die der Körper täglich ausscheidet, sind Popel diejenigen, die vielleicht die zwiespältigste Aufmerksamkeit genießen. Bei den Exkrementen ist es ganz klar: Sie müssen in aller Heimlichkeit beseitigt werden, und Harnlassen ist, obwohl man damit etwas laxer umgeht, eine ebenso private Angelegenheit. Tränen hingegen sind sublim und das macht sie fast zu jeder Stunde willkommen, wohingegen Ohrenschmalz vollkommen ignoriert wird.

Popel sind ein Mittelding. Nur manchmal beachtet man sie und obwohl man sich ihrer überall entledigt, in dem man sich schneuzt oder nach ihnen bohrt, werden sie immer verborgen. Man akzeptiert den Lärm ihrer Reise ins Taschentuch, und es ist nicht verpönt, sich öffentlich das Ergebnis der Anstrengungen anzusehen; aber daß jemand anderes sie direkt betrachtet, um Gottes Willen! Man sieht häufig Nasen, in denen gebohrt wird und Finger, die Pillen drehen, es aber ist sehr selten und kommt auch nur aus Versehen vor, daß man den Popel ganz und gar sieht.

Und dabei es gibt Popel, die verdienen, daß man mit ihnen prahlt. Anfangs ist da ein unbestimmtes Unbehagen im linken Nasenloch, dann bewegt man leicht den Nasenflügel, vielleicht reibt man ein erstes Mal mit dem Handrücken, und dann ist man sich plötzlich unumkehrbar des Gegenstandes bewußt. Den Zeigefinger einführen, forschen, den Anker der Auster lokalisieren, sich vorsichtig auf unterschiedliche Weise nähern, und ihn dann mit größtem Fingerspitzengefühl lösen. Dann folgt ein winziges, vorsichtiges Ziehen, und ein fernes Kitzeln im Rachen bestätigt die Proportionen des Fundes. Man muß langsam ziehen und mit größter Behutsamkeit vorgehen. Die endgültige Befreiung verlangt eine schnelle Handbewegung mit einem gleichzeitigen Vorschieben des Halses wegen der letzten Hindernisse. Auf Augenhöhe zwischen Daumen und Zeigefinger an seinem trockenen Ende gehalten, zeigt sich der an einem Ende grünliche und am anderen Ende durchsichtige Körper des Popels unserem ungläubigen Blick.

Was für ein Lachen

Ein Biß reißt etwas heraus, zermalmt, trennt ab. Die Muskeln ziehen sich zusammen, der Mund schließt sich fest, die Zähne sind zusammengebissen. Die blutrünstigen Fleischfresser haben scharfe, große Zähne, einen kräftigeren Unterkiefer, einen unerbittlichen Biß: Tiger und Löwen, Haie, Krokodile, Piranhas, Wölfe.

Beim Menschen ist der Biß, wenn auch weniger entwickelt, nicht weniger heftig und feindselig, so sehr er sich auch den Konventionen der Zivilisation unterwirft. Eines der ersten Dinge, die man einem Kind beibringt, ist, nicht zu beißen. Das heißt, diesen Impuls in einem Lachen oder Lächeln zu bannen.

Beim Lächeln legt eine Gruppe von Gesichtsmuskeln diskret und behutsam die Zähne frei. Die Mundwinkel ziehen sich nach oben, die Partie über dem Wangenknochen schwillt an, die Augenlider schließen sich leicht. Im Lachen werden die Gesten übertriebener und etwas Bedrohliches geschieht: die Kinnlade öffnet sich.

Wie köstlich sind diese kleinen Bisse in die Wangen und Pobacken eines Babys, bei denen es immer angelächelt wird, »du bist zum Fressen süß«. Was anderes ist das Lächeln einer Liebeseroberung als das Versprechen von Bissen, die farbige Flecken in den intimsten Winkeln hinterlassen. Und wer bricht nicht in Lachen aus, wenn er jemanden zu Boden fallen sieht (die besten und schlechtesten Clowns greifen unweigerlich und steht mit Erfolg auf diesen Trick zurück); Was so lustig erscheint, ist der Impuls, den jemand auslöst, der seine aufrechte Haltung verliert, weil er zu einer leichten Beute geworden ist: Wenn wir die Zähne zeigen, tun wir das ursprünglich, um sie zu benutzen.

Der Wahnsinn legt das verborgenste, häufig schreckliche Wesen der menschlichen Seele frei, und daher werden die Verrückten eingesperrt. In den Pavillon G für gefährliche Kranke verbannt, lebte die Burra. Sie trug Lumpen und im Gesicht ein ewiges Lächeln, das seine gewöhnlichen Bremsen nicht mehr hatte und vollkommen leer war. Man hatte ihr alle oberen und unteren Vorderzähne entfernt, weil sie immer wieder versucht hatte, aus ihren Mitinsassen im Irrenhaus Fleischstücke herauszureißen.

Das charismatische Lächeln des Mächtigen verrät auch dessen Absichten.

Furze

Pups! eine gelungene Lautmalerei. Den Bauch zusammenziehen und den Anus lockern: wie die Stimme ist der Furz Luft, die mit einem bestimmten Druck durch ein vibrierendes System streicht. Manchmal riecht der Klang, manchmal, allerdings seltener, nicht, und es kommt vor, daß er, ohne daß man ihn hört, stinkt.

Furze sind überall und manchmal lieben sie es, die Aufmerksamkeit auf sich zu lenken. Sie machen sich in privaten und öffentlichen Räumen bemerkbar, im Klassenraum, im Fahrstuhl, wenn man mit der Untergrundbahn fährt oder im Kollektivtaxi, sie machen in der Badewanne Luftblasen, sie finden sich morgens unter der Bettdecke ein, bei einem ausgedehnten Nachtisch oder fatalerweise bei einer Liebeserklärung. Sie kommen, treiben ihre Späße und verschwinden. Es gibt offene, großzügige Persönlichkeiten, die ihnen eine weitreichende Freiheit gewähren, aber auch Regimes, die sie mit erschreckendem Erfolg unterdrücken.

Furzen ruft nämlich, einmal davon abgesehen, daß es nicht gern gesehen ist, unerwartete Gefahren herbei. Ebenso wie eine große Anstrengung manchmal einen schwächlichen Furz hervorbringt, kann ein leichtes Drücken zu einer Katastrophe führen. Auf der Lauer in dunklen Gassen, hinter einen Baum im Park geduckt, verborgen in Vorzimmern oder unter dem Sitz im Auto nach einer langen Fahrt versteckt er sich, immer bereit hervorzuspringen, der schändliche, verräterische Furz. Man erwartet ein luftiges Windchen und was herauskommt, ist eher etwas Flüssiges. Die gewohnte Komplizenschaft ist gescheitert: es stinkt nach Verrat.

Heiliges Tier

Ein rötliches Leuchten in den Augen, die aus ihren Höhlen treten möchten: Ihm ist so, als würde er das Ende der Welt erleben. Er versucht, sich nicht zu bewegen, und wenn ihn die Notwendigkeit zu einem Ortswechsel zwingt, sind seine Bewegungen langsam, zögerlich, ungeschickt, als wollte er der versengenden Zeit entkommen. Man muß ihn mit Ehrerbietung und Respekt behandeln. Sanft mit ihm reden, Banalitäten vermeiden, seine Trance überwachen. Der Mann mit dem Kater, ein heiliges Tier.

Der Rausch war gut. Er hat in großen Mengen Alkohol getrunken, aber nicht bemerkt, daß er dermaßen blau war. Ach, was klagt er, schwört er jetzt, daß er niemals wieder auch nur einen einzigen Schluck Tequila trinken wird.

Zangen am Schädel, ein dumpfer Schmerz am Mageneingang, und diese Übelkeit!

Das Ende der heiligen Trance besteht in einer Reihe von Übertreibungen, und das ist ihr erfreulicher Teil. Alles, was der Alkohol gelöscht hat, wächst aus seiner Asche mit doppelter Kraft hervor. Der weggesperrte Verstand verwandelt sich an den verkaterten Morgen in eine merkwürdig strahlende Geistesklarheit, und das sexuelle Versagen in eine unbezähmbare Lüsternheit. Der Übelkeit ist nur mit dem Gegenteil beizukommen, dem Geschmack von leckeren Chilaquiles oder einem gefüllten Schafsmagen, und dazu gehört natürlich ein Bier, nur eins, verspricht er, ohne zu bemerken, daß er schon beim dritten ist.

Und ein Stück vom Hals

Es ist sehr wichtig, all die vielen Männer und Frauen, die es gibt oder gegeben hat, zu identifizieren, und man muß sich bei der Erfindung von Formen, wie man es anstellen kann, selber übertreffen. Die Krankheiten, die die Seele und den Körper quälen, werden kodifiziert, und jedem Paar Beine wird ein Paß ausgestellt. Das Leben vergeht, und es wird viel Mühe aufgewandt, Geld und Adelsbriefe zu erhalten. Am Ende landet alles im Aktenbündel der Autopsie.

Es gibt Leichen, die tragen eine Biographie unter dem Arm, Orden auf der Brust, eine goldene Kette um den Hals und haben irgendwo ein Denkmal. Leichen, die mit Gold und Jade bedeckt und von Gegenständen umringt sind, die sie während ihres Lebens begleitet haben und ihnen auf der Reise ins Jenseits nützlich sein werden. Leichen mit einem bestimmten Namen, einem Bündel Papier, einem Werk, wie man so sagt, einem Grabstein mit Daten und einer Inschrift. Leichen, die nackt im Leichenschauhaus enden, am rechten großen Zeh einen Anhänger, und falls auf diesem nichts steht, die Zeilen leer sind, landet die Leiche einfach als Leiche in der Anatomie. Es gibt auch welche, die nehmen Tätowierungen mit in die Unterwelt: Familienzeichen, Zahlen, Drachen, Lieben, ganze Erzählungen. Im Zeitalter der Statistik, wenn nicht ein Kreuz, so doch ein paar Computerbits.

Die Kodifizierung beginnt sofort. Der Neugeborene braucht nur seinen Fuß in dieses Leben zu setzen, damit seine Fingerabdrücke sofort ordnungsgemäß registriert werden und an seinem Hals oder an seinem Handgelenk zumindest ein Name baumelt. Von diesem Augenblick an bildet sich eine Lawine von Daten und Dokumenten jeder Art. Geburtsurkunde, Schulzeugnisse, Stundentenausweis, Wählerausweis, Wehrpaß, Führerschein, Parteibuch, Visitenkarte, Kreditkarte, Kundenkarte vom Supermarkt, Telefonnummer, Faxnummer, Steuernummer, Postleitzahl, Sozialversicherungsnummer, Code der Lebensversicherung, Hypothekennummer, Scheckheftnummer, persönliche Kennziffer, Unterschrift, Schuh- und Hosengröße, Anzahl der Dioptrien, Hämatokrit, Triglycerid- und Cholesterinspiegel, Blutdruckziffern, Elektrokardiogramm, Pensionskasse, Tierkreiszeichen, Mitglied einer Generation, Autokennzeichen und Motornummer, E-Mail, Adresse, Fotos von vorn und von der Seite, Gewicht und Statur. Inzwischen muß man bereits in vielen Datenbanken verzeichnet sein, um zu wissen, daß man lebt.

Unzählige und immer raffiniertere Identifizierungsmechanismen gibt es. Systeme für Stimmidentifikation, Screening beider Handflächen, Augenhintergrundkarten. Der genetische Code macht es möglich, eine Person von einem winzigen Teil ihres Körper, eines Bluts- oder Samentropfens, von einem Haar oder einem Stückchen Haut ausgehend durch Reihenuntersuchungen zu finden.

Hinter diesen vielen Etiketten und gummierten Aufklebern steht logischerweise die Absicht, den Menschen mit immer größerer Präzision zu identifizieren. Das Gegenteil wird jedoch auch erleichtert: es ist sehr einfach, sich hinter tausend Schilden zu verstecken. Einer ist bereits ein Philosoph, wenn er vier unterschiedliche Entwürfe vorzuweisen hat, ein anderer hält sich für wichtig, weil er acht verschiedene Kreditkarten in der Brieftasche mit sich führt, noch ein anderer trägt Kügelchen, Spiegelchen, Diamantenes: eher ein kleiner Weihnachtsbaum als Fleisch, Knochen und ein Stück Hals.

Juan berichtet von seiner alten Amme Polita. Als diese über die Grenze wollte und aufgefordert wurde, irgendeinen Ausweis vorzuweisen, der sie identifizierte, den sie jedoch nicht hatte, sagte sie darauf: »Welchen besseren Identifikationsnachweis wollen Sie denn von mir haben als meine Person?«

Der Staphylokokken-Club

Sprießen bei dir mit einer gewissen Regelmäßigkeit hinter den Ohren merkwürdige, halbwegs weiche, halbwegs harte, unangenehme, schmerzhafte Knoten, die manchmal übermäßig wachsen, um sich dann zu öffnen und eine widerliche gelbliche, dicke und stinkende Substanz auszustoßen, die für gewöhnlich unter Druck herausschießt und beträchtliche Entfernungen zurücklegen kann, bevor sie die Wand, den Spiegel oder die Person treffen, die das Ereignis mit krankhaftem Interesse verfolgt? Gehörst du auch zu denen, denen riesige Furunkel am Hintern und diese gräßlichen Pickel auf der Schulter wachsen oder immer wieder einmal ein Horn auf der Nase, das sich so lange weitet, bis es die Sicht versperrt? Gerstenkörner, Pusteln, Eiterbeulen, Karbunkel? Willkommen im Staphylokokken-Club.

Bei einem von drei ansonst gesunden Menschen kann sich auf der Haut oder im Rachen eine kleine Bakterie einkapseln, die dem Segment eines Rosenkranzes ähnelt: Staphilococcus aureus, eine hochresistente Mikrobe, die sogar Staub kontaminieren kann, in dem sie wochenlang, ja sogar monatelang trocken ausharrt. Das ganz normale Penicillin kann ihr überhaupt nichts anhaben. Sie vermehrt sich manchmal heftig im Essen und ist einer der Gründe für Lebensmittelvergiftung. Die unterschiedlichen Typen der zuvor aufgezählten Abszesse sind gemeinhin eine Autoinfektion, das heißt, das Tier lebt dort und fängt plötzlich an zu randalieren.

Das Merkwürdige dabei ist, daß der Ausbruch einer Staphylokokkeninfektion eng mit den Gefühlen zusammenhängt. Es ist nicht nur reiner Zufall und Pech, wenn dem jungen Mädchen just am Tag der Feier seines fünfzehnten Geburtstags dieser fürchterliche Pickel im Gesicht erblüht, ebenso wenig, wenn beim Professor am Tag seiner Amtseinführung der alte Furunkel am Anus Lärm schlägt.

Andere wieder legen in Form einer Gastritis oder Zwölffingerdarmgeschwüren oder Wundrose Rechenschaft ab, und bei Frauen ist büschelweiser Haarausfall relativ häufig. In der Staphylokokken-Bruderschaft, der Menschen angehören, die im Grunde genommen schüchtern und etwas komplexbeladen, stoisch, unvermittelt gereizt und vielleicht auf lange Sicht ein irgendwie krankhaftes Verhältnis zu ihrem Körper haben, sind Druck, Nervosität und Angst, Streß eines bewegten Lebens Grund für Entzündungen und Schmerzen, enorme Unannehmlichkeiten, Eiter und verfaultes Blut. Es ist nicht so, daß das Gefühl die infektiösen Sprosse hervorruft: der Karbunkel – Rubin, weil er wie glühende Kohle ist, die im Dunklen leuchtet – ist Teil der Architektur der Angst, ein von Massen von kleinen Arbeitern bedientes Ventil, das aus dem Ruder gelaufene Nerven entlasten soll. Indem das Ventil aufgeht, schließt sich die Angst: die Erleichterung kommt immer im allerletzten Augenblick.

Pocken im Alter

Alles begann mit einer zerstreuten Genervtheit. Die Umgebung störte, ob sie reglos war oder sich bewegte. Nichts Genaues, nur die Leute im Ort waren alle Idioten, es hatte sowieso schon zu viele gegeben, jetzt waren es fünfmal so viele, die grauen Tage hatten ihre gewohnte Melancholie gegen eine dumpfe Gewöhnlichkeit eingetauscht, die Frauen ihre Frische zu Hause gelassen, und am Ende hatten noch die Umrisse des Windes ihre Kurven verloren, und er war nun zu einer witzlosen Geraden geworden.

Dann wurde ich mir einer Müdigkeit bewußt, die unsympathisch war. Denn es handelte sich nicht um diese dicke Müdigkeit, die man verdient am Ende eines Tages spürt, sondern eine bläßliche Müdigkeit, die schon gleich morgens begann, nachdem man so viel geschlafen hatte, wie man konnte, und für die es keinen Grund gab.

Der müden schlechten Laune folgte ein unvermittelt gerötetes Auge und ein unangenehmes Gefühl, kein Schmerz, am Hals. Dies führte zur Entdeckung von kleinen, entzündeten Pickeln im Nacken, was Angst aufkommen ließ. Irgend etwas war nicht in Ordnung, überhaupt nicht in Ordnung. Krebs, natürlich, mit allem, was da an Geheimnisvollem und Fatalem mitschwingt, oder die Beulenpest oder Aids. Die zunehmenden Schmerzen in den Gelenken ließen nichts Gutes ahnen.

An einem Dienstagnachmittag erschien der Hautausschlag. Die Stirn war ein Meer aus kleinen, hochroten Pünktchen und hinter den Ohren, auf dem Hals, an den Wangen, auf der Nase und sogar auf den Augenlidern, Hunderte, Tausende roter Ameisen, die nicht wegzukriegen waren. Mit entzündeten Augen und banger Seele sah ich, wie sich die Invasion innerhalb der nächsten Stunden ausbreitete. Erst über die Schultern, dann auf der Brust, auf dem Bauch und den Genitalien. Danach auf Armen und Beinen und schließlich auf Fuß- und Fingernägeln und im Haar. Am Ende waren es keine roten Punkte, sondern riesige Flecken, eine kunstvolle Landkarte der eigenen Zerbrechlichkeit.

Anstelle der letzten Ölung, die dem Fall angemessen erschien, verordnete der Arzt mir Lachen. »Röteln? In deinem Alter?«

Ein feiner Diamant

»Nehmen Sie ihm das Gebiß nicht heraus?«, fragte die Krankenschwester freundlich.

»Muß es denn rausgenommen werden?«, fragte die alte Dame, überrascht in ihrem Kummer.

»Ein Bedürftiger könnte es benutzen, Señora«, sagte die Krankenschwester, indem sie den Blick senkte.

»Aber er«, sagte die Witwe und brach in Schluchzen aus, «ist immer so sorgsam mit seinem Gebiß umgegangen ...«

Alles hatte acht Jahrzehnte zuvor im Adamantoblasten, dem ursprünglichen Magma angefangen, aus dem der erste Zahnschmelz kam. Der Kleine sabberte, und an einem Tag, an dem er viel geweint hat, zeigt er seinen ersten Zahn, einen Schneidezahn. Später kamen dann die anderen oberen und unteren Schneidezähne, die Eckzähne, die Backenzähne, bis ein kräftiges Milchgebiß fertig war. Er war nicht unbedingt bissig, aber nachdem er einmal alle Zähne hatte, die wieder herausfallen würden, konnte er es sich nicht verkneifen, einem Cousin in den Zeh und einem Mädchen in die Wange zu beißen. Später war er eine ganze Zeit lang zahnlos und verwahrte die Zähne in einem Fläschchen; der Mäusezahn war ihm nie als ein gutes Geschäft vorgekommen.

Zu seiner Zeit gab es weder Fluor noch Zahnspangen, jeder behielt, was er hatte. Den Zahnschmelz und das Zahnbein, die Pulpa und den Zahnzement, die Zahnkrone, die Wurzel, die Odontoblasten. Ich denke mit Schrecken an die noch gar nicht so weit zurückliegenden Zeiten, in denen es keine Betäubung gab.

Die Zähne wuchsen, gerade oder schief in relativ ordentlich sitzenden Kiefern. Ohne es recht zu bemerken, hatte er im Laufe der Jahre das erwachsene Gebiß bekommen, die zweiunddreißig Zähne, die man nicht ganz zu Recht bleibende nennt.

Doch leider noch nicht alle. Es fehlen die gefürchteten dritten Molare, große Backenzähne, von denen es heißt, daß sie uns, wenn sie, was häufig vorkommt, schräg herauswachsen, Weisheit schenken. Als er fünfundzwanzig war, wollte der letzte herauskommen, und das erste Mal in seinem Leben mußte er sich mit einer Entzündung zum Zahnarzt begeben. Was für Schmerzen, welch riesige Unannehmlichkeit. Spritzen und Zangen, Bohrer, Hämmerchen, Spachtel, Klammern. Der Zahnarzt öffnete das Zahnfleisch und zog unter einiger Anstrengung die Anomalie heraus.

»Mein Fräulein«, sagte die Witwe, die schließlich begriffen hatte, »seien Sie mir nicht böse, aber dies sind seine Zähne. Mein Mann hatte immer ein so gutes Gebiß.«

Jahrestage

An jedem der 365 Tage werden Geburtstage gefeiert, Lebensjahre vollendet. Feierlich werden die Altersstufen überprüft und neuer Inhalt wird gebraucht. Ständig vollenden sich Sekunden, Minuten und Tage, hin und wieder Zehnjahresabschnitte, seltener Jahrhunderte und nur einmal ein Leben, das gefeiert wird, als würde es sich außerhalb des Todes vollenden. Aber es ist der Jahreszyklus, an den man sich als Referenzgröße gewöhnt hat. Niemand, den ich kenne, bemerkt, daß er gestern 0,03523 Jahrtausende oder 18396,739 Lebensminuten vollendet hat.

Es ist interessant, daß von einem bestimmten Alter an – und vor allem im Falle von Frauen – die Geburtstage wie ein Verlust erlebt werden, als Zeichen dafür, daß das Leben vergeht, wo doch tatsächlich gefeiert werden sollte, daß es immer weiter geht. Mag das Gefäß auch altern, zerbrechlich und allmählich schrumplig werden, so gibt es doch keinen Zweifel daran, daß es ständig voller wird und immer mehr Ablagerungen und Kristalle enthält. Daher wiegen die Knochen mehr und werden die Arterien hart.

Es ist auch richtig, daß zu einem bestimmten Zeitpunkt, für gewöhnlich Anfang Vierzig, das Bewußtsein der Sterblichkeit konkreter wird und von nun an nur noch wachsen wird. Das übergroße Gewicht einer Wahrheit, die man am liebsten leugnen würde, führt dazu, daß die folgenden Geburtstage geächtete Ereignisse sind, die, koste es was es wolle, vermieden werden. Als würden wir uns, wenn wir nicht von ihm sprechen, vom Tod entfernen, als würde nicht jede Sekunde, die vergeht, uns ihm näher bringen: Man sollte sich nicht täuschen, er befindet sich immer an derselben Stelle, genau hier, dicht hinter der linken Schulter.

Aber man muß weiter die Glocke läuten, so groß das Defizit auch zu sein scheint. Er gibt immer etwas, das man hinzufügen kann, etwas, das man neu denken kann, einen Tropfen mehr, den man der Welt entreißen kann. Einatmen, ausatmen, einatmen. Die glücklichen Geburtstage des Augenblicks.

Ende der Reise
      In irgendeinem Winkel des Körpers lebt der Wurm. Er läßt ganz allmählich das Fleisch verfaulen und nährt sich von ihm und dem Blut. In seinem dunklen Versteck läßt er es sich wohl sein.

Er war durch die Fußsohle als Larve hereingekommen und ist durch eine Ader nach der anderen gewandert, bevor er sich im Lebergewebe eingenistet hat. Dort ist er, das saftige Gewebe durchlöchernd, gewachsen. Wenn die Zeit gekommen war, sich fortzupflanzen, hat er eilig seine Todesgier vervielfältigt und sich auf die Suche nach neuen Wegen gemacht. Der Pankreas hat ihn fast umgebracht, die Lunge war ein Labyrinth.

Sein Wurmgehirn betrachtet nichts anderes als die nächstliegende Substanz und die kriechende Bewegung seines eigenen Körpers. Den Sauerstoff nimmt er über die Haut auf: er lebt von frischem Blut umspült.

Eines Tages waren dem ihn umgebenden Fieber eine vollständige Stille und ein abrupter Rückgang der Temperatur gefolgt. Das Blut stockte. Kein fernes Pulsieren mehr, keine unvermittelten Bewegungen oder Änderungen des Rhythmus. Die Dunkelheit war, wenn man so will, dichter geworden.

Ein genetisches Wissen machte den Wurm mobil. Er mußte raus, koste es, was es wolle. Erst arbeitete er sich durch vollkommen desolate Gewebelandschaften, Lawinen aufgelösten Blutes, zerrissene Spinnweben von Lymphgefäßen und Nerven. Dann aber traf er auf neue Tunnel die größer und weiter als seine eigenen waren, und stieß dann auf den ersten Widersacher. Nahe an der Oberfläche waren die Begegnungen immer häufiger und heftiger.

Er kam schließlich in der Bauchgegend an die Oberfläche, und sah sich verloren. Eine Unmenge, zig, Hunderttausende dicker, glitschiger Würmer wimmelten gierig auf der Leiche.

DRITTER TEIL

Genesis

Zuerst einmal brauchst du zweifellos eine Säule aus Wirbeln. Wie ihr Name schon sagt: ein Wirbel über dem anderen, vom 2. Halswirbel bis zum Steißbein. Dann werden die Rippen angefügt, zwölf, von jedem Rückwirbel in einem Bogen nach vorn verlaufend. Anschließend wird das Becken angebracht, daran die Oberschenkelknochen, Kniescheiben, Schien- und Wadenbeine bis hin zum Fußwurzelknochen, dem Mittelfuß und dem kleinen Zeh. Oben der Schultergürtel: Schlüsselbein, Schulterblätter, die Oberarmknochen und der Rest der Arme. In der Mitte der Brust das Brustbein und ganz oben drauf der Schädel.

Mische das Hirn extra an. Ein Liter Wasser, zwei Pakete geschmacksneutrale Gelatine, jede Menge Gefühle, ein Suppenlöffel Impertinenz und einer Beharrlichkeit, ein paar Gramm Dummheit, fünf bittere Tropfen Schmerz, eine halbe Tasse Lachen, eine Hypophysennuß und, falls zur Hand, eine Prise Ideen, um ihm diesen formellen Grauton zu verleihen. Vergiß nicht das Gedächtnis, davon mindestens ein kleines Tütchen, und zum Schluß gib noch ein Körnchen Todesbewußtsein hinein. Erhitze alles, bis es kocht und fülle es durch ein Loch in der Schädelnaht langsam in die Schädelgruben ein. Laß es in einem Strahl hineinlaufen, aber komm ja nicht auf die Idee, das Übergelaufene wegzuwischen, das, wenn es trocknet, die Nerven und das Rückenmark bildet.

Dann haben wir es mit Rohren zu tun. Rohrleitungen für das Blut mit seiner Pumpe, dem Herzen, Rohre für Lymphe, Sperma, Spucke, Milch, Tränen, Urin. Nachdem sie eingebaut sind, gib die entsprechenden Flüssigkeiten hinein und baue anschließend die Eingeweide und Drüsen ein. Schau noch einmal genau in der Bauanleitung nach und paß mit dem Verdauungstrakt auf: Nicht, daß er da anfängt, wo er aufhören sollte. Suche ein paar Augen aus, die dir gefallen. Der nächste Schritt ist dann das Fleisch. Nimm Lehm oder Mais, ganz nach Belieben, oder aber Polyester. Bedecke den ganzen Körper damit. Eine feine Schicht auf Kopf und Gesicht, etwas mehr auf Armen und Beinen, und falls du eine Frau bauen solltest, spare nicht mit Fleisch an Brüsten und am Hintern, auch wenn sie hinterher protestiert. Jetzt kommt die Haut, in diesem Fall möglichst bartlos, schwarz, weiß oder gelb.

Wir sind fast am Ende. Der Körper muß noch etwas trocknen, eindicken. Und dann fehlt nur noch der Lebenshauch: pieks ihn in den Hintern und du wirst schon sehen.

Schwarze Perle

Oft wird es Molluske genannt, ein durchaus begründeter Vergleich. Er verweist auf die Muschel, die mit Perlmutt ausgekleidet ist, auf den Muskel, der sie öffnet und die doppelte Lippe in der Mitte. Auch erinnern das Salzige, die feine Konsistenz und die seidige Feuchtigkeit daran. Anfangs ist es nur ein vages Vergessen, ein Eintauchen in die Wellen, während man den Horizont betrachtet. Eine größere Welle reißt die Kraft in die Tiefe, und dann herrschen Ungestüm und nicht wenig Ungeduld.

Am Grund zwischen Korallen phosphoresziert die Muschel mit blauen Muschelklappen. Sie beginnt sich auf den Lippen abzuzeichnen, wenn man sie mit einem Kuß zum schweigen bringt, sie wird unruhig, wenn sie schwimmt und stößt plötzlich ihre duftende Tinte aus. Sie öffnet sich und, was sie verborgen hatte, ist reines Irisieren. Der kleine, runde, nervöse Kopf ist an das Perlmutt geheftet. Alles andere sind Falten und Höhlungen und zwei wogende Blütenblätter. In der Mitte liegt die Perle, auf aufgewühltem Blut: Wirbel, hoher Seegang, ein großer Malstrom: man erreicht die Oberfläche nur, wenn man hineintaucht.

Wie alle Analogien hat auch diese ein Ende. Die Molluske rührt sich nicht vom Fleck, ist beinahe pflanzlich kurzsichtig, und einer Frau gehen die Perlen nie aus.

Die Liebe entweicht

So viele Umarmungen und Speichel und diese Lippen, die ich nicht lassen kann, sanfte Bisse, und die Hände suchen, verlieren sich und suchen weiter. Der Atem. Der Duft der Höhlungen, die angenehme Dunkelheit der Höhlungen. Ich umarme, du umarmst, du bietest dich dar, ich nehme dich, wir können nicht aufhören einander zu küssen: am Ende entweicht die Liebe.

Der lauteste Schrei besteht aus Stille, und wir sprechen mit unserem Atem, ein unmerkliches Schnalzen des Zäpfchens, ein leises Jammern, beinahe ein Klagen, ein sehr fernes Geräusch. Die Lippen, die Zunge, der Duft deines Halses, und Haar und so viele Lippen, so viel Licht in den geschlossenen Lidern, so viel Geschmack, so viele Umarmungen, so viel so viel. Wie zitterst du, wie heiß sind deine Brüste, rot, weil wir nicht aufhören können, nicht aufhören wollen, uns küssen. Durch deine halb geöffneten Augen, durch den Mund der Lunge, durch die Spasmen, durch deine gespreizten Beine, durch den Saft deiner Nerven und der geweiteten Adern, durch das gesträubte Körperhaar, über die starken Düfte, die Angst, einander zu verlieren, in deinem geheimnisvollen Weinen, in der letzten, erschöpfenden Umarmung: man muß die Liebe loswerden.

Seekarte

Ich habe eine Schwäche für Leberflecken. Nicht wegen ihrer Grammatik des Mikroskopierens, das Krebserkrankungen, Pigmente und den Stoffwechsel der Haut benennt, sondern wegen ihres Außenlebens, ihres äußeren Lichts.

Sie zeichnen eine genaue Geometrie des Begehrens. Von der Lippe zur Nase, zur Stirn, und von dort zum Ohrläppchen, zum Hals. Vom Hinterteil zum Rücken, zur Achsel, alles ganz langsam. Der Polarstern an der linken Wange, der Morgenstern auf der Schulter, und dann die immer aufs neue Umschiffung der großen Flecken der beiden Brustwarzen. Von einem Leberfleck zum anderen auf dem Bauch, auf den Hinterbacken, die Träumerei.

Manchmal tauchen sie an Stellen auf, an denen man sie nicht erwartet, und manchmal verschwinden sie dorthin, wo man sie geholt hatte. Wie bei den Orten einer Reise erfindet man sie, um sie vergessen zu können. Sonst könnte man nicht erklären, wieso man immer zum ersten Mal zurückkommt.

Nacht mit Fröschen

Was bin ich mehr? Die genaue Erinnerung an dein bebendes Fleisch in jener sternenlosen Nacht mit Fröschen am Meer, oder das minutiöse Vergessen irgendeiner gleichgültigen Geste, als wir am nächsten Morgen aufwachten, erschöpft von Liebkosungen und Salz.

Erinnerungen

Das Gedächtnis stellt einem häufig Fallen. Es bringt uns eine Erinnerung anstelle einer anderen, läßt uns eine entscheidende Angelegenheit vergessen, und bringt uns in Teufels Küche, weil wir jemanden nicht erkennen, den wir erkennen müßten, oder es verzerrt Episoden, die einmal Wahrheit waren, zu Lügen. Dennoch ist das Gedächtnis vor allem treu. Was würden wir nicht manchmal dafür geben, Dinge vergessen zu können, die uns traurig machen, uns beschämen oder Angst einflößen? Eine lächerliche Situation vergessen, jene Demütigung vergessen, vergessen, daß wir jemanden nicht mehr haben, den wir so sehr liebten. Vergessen, daß wir eines Tages sterben werden.

Viele vermeintlich vergessene Dinge, bleiben wohlverwahrt, und nicht allein im berühmten Unbewußten: im ganzen Körper und seiner Art zu handeln.

Das Herz – jede seiner Zellen – erinnert sich ganz ursprünglich und sehr präzise daran, wann und wie es sich bei den vorangegangenen Schlägen zusammengezogen hat und schlägt dementsprechend weiter. Mit den Jahren heftet sich Erinnerung eines ganzen Lebens, in dem es das Blut angetrieben hat, an die Kammern und Arterien, bis es stehenbleibt: im letzten Schlagen geht auch das Schlagen des embryonalen Herzens dahin.

Oder die Füße. Jeder ist schon einmal gestolpert, weil eine Stufe höher als die andere war. Wenn man eine Treppe hinaufsteigt, reichen zwei Stufen, damit die Fußsohlen sich an die Schrittgröße erinnern. Diese grundlegende Erinnerung macht einen stolpern, wenn die Realität versagt und eine abweichend hohe Stufe präsentiert.

Der Pinselstrich eines Malers enthält alle Kritzeleien, die diese Hand im Leben jemals erfunden hat. Das Ölbild besteht nicht nur aus Kohle; darin sind Kreiden, Buntstifte und der in der ersten Schulklasse vorgeschriebene Bleistift und Zeichenfedern und Aquarellfarben und Schlamm. Das Auge des Verstandes und das Bewußtsein müssen nicht extra erwähnt werden. Die Kindheitserinnerungen kommen ganz natürlich hinzu. Malen, der Akt des Malens, ist eine Form der Erinnerung.

»Paola ist nicht nur die Frau von sechzig, die sie heute ist«, sagt Claudio Magris, »sie ist auch die Zwanzig-, Dreißig-, Fünfundzwanzigjährige, mit der ich gelebt habe. /.../ Um diesen Mund herum, unter dieser Nase, im leichten Anflug einer Falte, in den dunklen Wassern der Augen, irren die Jahre umher, zeichnet sich die Zeit ab und gräbt sich ein.« Es ist nicht notwendig, sich mit dem Auge des Verstandes zu erinnern. Ein Kuß bringt die totale Erinnerung mit sich: der Kuß an sich ist ein Sicherinnern.

Ich erinnere mich an dich   Für Rebeca González Rudo

Hier, dort, jeder einzelne Kuß zwischen Liebenden. Zu den vergänglichsten Dingen der Welt der bewußten Erinnerungen, Erinnerungen, die in vielerlei Hinsicht visuelle und vor allem phantastische Erinnerungen sind, gehören die genauen, beiden so teuren Gefühle, die während des Geschlechtsaktes wie ein Fächer aufgehen. Das Paar wird sich später auf jeden Fall an das Ereignis erinnern. Es war in dieser oder jener Hängematte, auf jenem Rasen, am Tag, nachts, unter diesem oder jenem Himmel, damals, weißt du noch, Liebes? Und dennoch bleiben von so unendlich vielen Nächten nur zwei oder drei. Um Atem zu erinnern, muß man ihn einatmen.

Manchmal möchte ich, wenn ich allein irgendwo vor mich hinschaue, deine kleinen Liebesseufzer hören, und finde nur die immense Stille, die sie hinterlassen haben. Wenn wir zusammen sind, und ich sie höre, erinnere ich mich aber an dich als Mädchen, obwohl ich dich damals nicht kannte, und ich erinnere mich daran, wie du geboren wurdest, ich erinnere mich an die hageren Züge, erinnere mich daran, wie ich an deiner Hand ging, ich sehe dich wieder als Hexe oder Zauberin, die mir mit perversem Vergnügen beibrachte, was Sex ist, die sang, nähte, weinte, und ich sehnte mich so nach dir. Und ich erinnere mich auch daran, wie soll ich es verhindern, wie du starbst. Wie wir beide starben.

Wenn ich deinen Körper spüre, seine Düfte und Farben, seinen Schweiß und seine Bewegungen, knurre ich, so gut ich kann, mein Gedächtnis an, das hörst du dann, und wir erinnern uns beide an die Ursprünge der Zeit.

Aber, was tun? Die Worte sind nicht wie der Pinselstrich des Malers eine andere Form der Erinnerung. Nicht, daß man die Worte nicht benutzt, um eine Erinnerung zu vermitteln oder zu erzählen. Erinnerung kann man nicht erzählen, man übt sie im Wort.

Und so gehen wir innerhalb der vielfältigen Erinnerungen von einer zu anderen und zur nächsten und wieder zurück. Das richtige Wort, und ich bekomme Gänsehaut, was mich dazu bringt, andere Worte zu sagen, die es sich zur Aufgabe machen, Lachen auszulösen, das in andere Bilder mündet, die ein schlafendes Buch aufwecken, das uns dazu bringt, zu küssen, so erneut deine kleinen Seufzer zu erinnern, die ich mit Worten und Lachen füllen werde, von einer Treppenstufe zur anderen, und mein Herz in seinem mikroskopischen Gedächtnis.

Dabei liebe ich dich doch so sehr

»Warum lutschst du ihn mir denn nicht?« schlug ich ihr vor und fühlte mich dabei überhaupt nicht romantisch.

Ihr Blick weitete sich und wurde eisig. Sofort begriff ich, daß bei ihr eine Aversion im Spiel war. Ich hatte schon ähnliche Fälle erlebt.

»Komm«, sagte ich, weniger meinetwegen, mir war es egal, sondern in der Absicht, es ihr leichter zu machen. »Es sind doch nur ein paar Milliliter gesunde und kräftige Flüssigkeit, und ich bin sicher, daß dir der Geschmack sogar gefallen wird, man muß es einfach nur tun.«

Sie war sehr nervös. Sie stotterte etwas über ein verborgenes Ereignis aus ihrer Kindheit und erinnerte sich an einen besonders unangenehmen Augenblick, in dem sie dummerweise auch noch ohnmächtig geworden war.

»Mir tut es wirklich sehr leid, so übertrieben zu reagieren«, sagte sie und blickte leicht errötend zu Boden. »Aber ich kann einfach nicht anders, was soll ich machen?«

Sie gab mir einen Kuß auf die Wange und schaute mich an, als wollte sie sagen, ein anderes Mal. Das verspreche ich dir.

Ich wollte nicht aufgeben. Wie lächerlich, sie müsse den Augenblick nutzen und, wer wisse schon, ob er sich noch einmal bieten werde, es sei eine großartige Gelegenheit, in unserem sich entwickelnden Idyll das Vertrauen zu nähren, mit einem Mal jahrelange Konflikte zu lösen. In jeder Hinsicht.

Es war vergebens. Angesichts eines ihrer berühmten Lächeln gab ich mich geschlagen.

»Ich werde sie ins Wasser stellen«, sagte ich auf dem Weg in die Küche.

Frustriert und ärgerlich zog ich mein Taschentuch hervor und wischte den Tropfen Blut ab, den die blöden Rosen aus meinem Finger hatten quellen lassen. Verdammt, dachte ich, und dabei liebe ich sie doch so sehr.

Gesichter sehen wir

Mir ist ein unglaubliches Dokument in die Hände gefallen, ein aus einer kleinen Wochenzeitung aus dem Nordosten der Vereinigten Staaten ausgeschnittener Artikel. Eine Gruppe von Medizinern, heißt es darin, hätte eine Liste von Gegenständen veröffentlicht, die aus dem Rectum von Patienten der Notaufnahme geholt wurden. Insgesamt siebenhundert Gegenstände aus zweihundert dokumentierten Mastdärmen.

Die Liste beginnt mit einem Paukenschlag: eine Flasche Butterworth Ahornsirup, der Griff einer Axt, ein vierzehn Zoll langer Vibrator, eine 150-Watt-Birne, ein Schraubenzieher, eine Whiskeyflasche, eine Tasse, eine Taschenlampe und der fast fünfzig Zentimeter lange Stock eines Regenschirms. Jeder Gegenstand zweifellos eine wahre Heldentat.

Es werden auch weniger ausgefallene Gegenstände erwähnt: eine achtundzwanzig Zentimeter lange Karotte, ein dreiundzwanzig Zentimeter langer Kalebassenkürbis, Vasen unterschiedlicher Größe und Art, eine Grille, Füllfederhalter, ein Apfel und eine Zwiebel, eine Antenne, eine Coca-Cola-Flasche (ohne Angabe ob in Familien-, in mittlerer oder der klassischen kleinen Größe), ein Erdnußbutterglas (ohne Angabe, ob voll oder leer), ein Papierbeschwerer, ein Stein mit einem Durchmesser von fünfzehn Zentimetern und einem Gewicht von einem Kilogramm, ein Stück Besenstiel, vier Gummibälle (in ein und demselben Darm), eine Zahnpastatube und eine Banane in einem Kondom.

Einige Fälle sollten genauer betrachtet werden. Der Fall der Öldose, beispielsweise, der von den unbegrenzten zirzensischen Fähigkeiten des Anus Zeugnis ablegt. Der Fall des tiefgefrorenen Schweineschwanzes ist rührend: die Gymnastik des Hinterteils hatte das Eis schmelzen lassen und nunmehr schlaff, welch grausamer Widersinn, war er drinnen verlorengegangen und nicht wieder herauszubekommen. Und eine unglaubliche Geschichte: die Person (unbekannten Geschlechts) hatte ein Faible für Juwelierssägen; ich muß gestehen, daß ich keine Ahnung habe, was das ist, aber es kommt einem schon übertrieben vor, daß man zweiundsiebzig aus ihr herausziehen mußte. Einmal neunundzwanzig, das zweite mal den Rest.

Nichts aber ist mit Folgendem zu vergleichen: eine Beutelratte. Lebend, rasiert und ohne Krallen hebt der Artikel hervor.

Saft

Auf ein straff gespanntes, dünnes Seil steigen und darauf balancierend bis zur Mitte gehen, zu dem Punkt, der von beiden Seiten der Schlucht am weitesten entfernt und über deren tiefstem Punkt liegt. Dort bleibt man, solange man will und kann, spürt das Schwindelgefühl und springt dann ins Leere. Neun oder zehn heftige, schnelle Kontraktionen der Genitalmuskeln drücken die Hoden zusammen und ihr Produkt aus ihnen heraus. Die Nerven entladen sich wild, und die Luft bleibt in der Lunge stecken.

Jede Ejakulation ergibt drei bis fünf Milliliter Sperma. Vierzig oder fünfzig Liter in etwa beträgt die Gesamtproduktion eines Mannes. Jeder Milliliter beherbergt fünfzig bis zweihundert Millionen Spermatozoen. Rund fünf Millionen Millionen potentielle menschliche Wesen im langen, fruchtbaren Leben zweier Eier.

Im allgemeinen Saft genannt, wird das Sperma mal für klebrig, mal für lustig, köstlich oder widerlich gehalten. Eine Substanz, mit der man jedenfalls vorsichtig umgehen muß. Er enthält ungewollte Kinder und Krankheiten, und man legt, wenn man Spermien Saft nennt, ungebührliches Betragen an den Tag. Samen hingegen ist erlaubt, kommt er doch aus den Vesicula seminales, den Samenbläschen. Saft steht für etwas Geächtetes. Der Samen lebt in Reagenzgläsern und wird unterm Mikroskop untersucht. Der Saft ist zigeunerisch: er dringt in den geliebten Körper ein, oder näßt das Toilettenpapier, ist am Ende in Gummi eingeschlossen oder schwimmt im Badewasser, ist angetrocknet auf dem Fußboden zu finden, duftend auf dem Bettuch, ist gelb in der Unterhose, eine Malesche an der Hand.

Im Augenblick des Heraustretens ist er krümelig und

klebrig. Minuten später flüssig. Hinter Glas ist der Samen trübe, der Saft ist durchsichtig, wenn er die Schleimhäute netzt. Ersterer ist ernst und feierlich, Gegenstand von Traktaten und Handbüchern und hat einen ihm eigenen Duft. Letzterer riecht nach nichts anderem als nach Saft und schmeckt auch genau danach.

Nummer eins: der reichlichste, vollste Strahl, die Klimax ungeduldig verfrüht. Nummer zwei, drei, vier: voll, kräftig, glänzend. Nummer fünf, sechs und sieben, jeweils immer dünner. Etwa zehntausend Liter Saft täglich in der größten Stadt der Welt.

Im Kopf wird zugleich inneres Morphin freigesetzt. Schwindlig, hingerissen, verzaubert halten wir inne, um seine Wirkung zu genießen.

Masturbation

Verlangt ein gewisses Maß an Phantasie. Die Erinnerung an eine ferne Liebe, eine pikante Lektüre oder das klare Bild eines distanzierten, fotografischen Körpers. Einen Augenblick für sich allein, die richtige Stimmung und aufgeschobenen Sex. Wie bei allem hat auch hierbei jeder seine Tricks, aber die Technik des Masturbierens ist wesentlich immer die gleiche und besteht darin, den Pimmel zu rütteln.

Wenn auch die Selbstbefriedigung in früher Jugend häufiger vorkommt, gibt es doch weder Alter noch Umstände, die sie verhindern, angefangen von den Präliminarien eines kleinen Jungen – laß das Kindchen, sei kein Schweinchen – bis zur Selbstbefriedigung als Vorspiel des Todes bei Todkranken. Den Verrückten wird anormale, unkontrollierte Selbstbefriedigung nachgesagt, der einzige Unterschied ist jedoch, daß diejenigen, die bei Verstand sind, sie nicht öffentlich betreiben.

An Selbstbefriedigung erinnert man sich kaum. Wer wird sich schon daran erinnern, wie häufig er es unter der Dusche gemacht hat? Vielleicht hat man an die ersten Male eine kindliche Erinnerung, aber mit wenigen Ausnahmen vergißt man sogar den Fick sofort wieder. Masturbation ist nur ein kleines Funkensprühen, ein ganz kurzer Krampf. Zur augenblicklich sich einstellenden Lust gesellt sich noch eine süße Benommenheit und ein Nachlassen der Anspannung.

Ein berühmter Professor für Psychiatrie wollte die Neurose einmal durch das Beispiel eines Mannes definieren, der neben seiner Frau im Bett onaniert. Was nie zu erfahren war, ist allerdings, ob er sich auf die Neurose des Mannes oder die der Frau bezog, oder ob er damit ein Beispiel für die eigene Neurose anführte.

Gipfel am Himmel
Wenig Dinge gibt es, für die wir unvollkommenen, nach Ewigkeit dürstenden Sterblichen, unserem Schöpfer danken müssen. Eines dieser Dinge, bei dem der Allmächtige in seiner Erfindungsgabe sich selbst übertroffen hat, ist die weibliche Milchdrüse.

Obwohl die Mehrzahl der Frauen sich bitter über das beklagen, was sie bekommen haben – diejenigen, die große haben, hätten lieber kleine und umgekehrt – und obwohl ein Idealmodell definiert wurde, besteht doch kein Zweifel daran, daß sie höchste Verehrung verdient. Rund, oval, spitz, ausladend, pubertär, milchgebend, schüchtern, frech, strotzend oder schlaff, alle haben sie ausnahmslos ihren Platz auf den Altären.

Die Haut im Brustbereich verwandelt sich in Mädchenhaut, bildet eine Erhebung und bildet an ihrer höchsten Stelle eine Aureole, die dunkle Aureole des Herzens, die rosa Aureole der Leidenschaften. In ihrem Zentrum sprießt die Brustwarze: weich, wenn es Morgen wird, fest und aufgerichtet in der Kälte oder bei Erregung, dick und geschwollen während der edlen Schwangerschaft. Innen wechseln in unsichtbaren Tunneln, die bis in die Augen reichen, die Gezeiten der Sinnlichkeit.

Die Brüste und Lippen sind in einer wichtigen und angeborenen Funktion miteinander verbunden: dem Saugen. Der Neugeborene trinkt Milch, dem Voyeur läuft das Wasser im Mund zusammen, der reuige Liebhaber bittet um Vergebung.

Die Bluse, Knopf für Knopf. Der Büstenhalter, vorn oder hinten, man weiß es nie, und dann die erhabenen Gipfel einer glaubhaften, unmittelbaren Gottheit.

Der Werinaiss

Der Penis – wie mit euphemistischer Vorsicht der Schwanz auch genannt wird – hat unzählige Spitznamen.

Nudel, Spargel, Wurst erklären sich von selber, ebenso wie Rübe, Pilz oder Wurzel. Andere Beinamen sind derart dunkel, daß es nicht lohnt ihre Bedeutung auszukundschaften: Zumpf, Nille. Andere behalten unterschiedliche Hinweise auf ihr allgemeines Aussehen und ihre Funktionen: Latte, Schlauch, Schwengel. Andere brauchen noch einen Begleitsatz: An der Nase eines Mannes erkennt man seinen Johannes.

Aber, warum heißt die Rute auch Kreisel? Erinnert doch der Kopf letzteren an weibliche Formen. Nur selten, wenn überhaupt, ähnelt er der Eichel, allerdings kaum noch, wenn sie angeschwollen ist. Anderseits ist Zapfen nicht immer ein phallisches Bild, und Stiel, der immer eines ist, ist nicht besonders witzig. Allenfalls, wenn sie Babys sind, sieht der Pimmel wie ein Kreisel aus, aber schon bei kleinen Jungs wird er zum Piephahn und man fängt schon an, vom Vögelchen zu reden. Welcher Vogel hat keine Flügel?

Man redet üblicherweise von diesem Apparat immer in seinem Zustand größter Anschwellung, der Stange, oder in seiner weichsten Form, doch tatsächlich befindet er sich in ständiger Transformation, das Gemächt befindet sich zumeist in einem Zustand zwischen beiden Extremen.

Man hat sich auch daran gewöhnt, die Erektion ausschließlich im Zusammenhang mit den Augenblicken geschlechtlicher Betätigung zu sehen, aber die Boa wird ständig hart: im Schlaf, während die Nase schnarcht, wacht er ohne Fingernagel mehrfach auf und pflegt am Morgen richtig steif zu sein. Manchmal richtet er sich bei einem einfachen Gähnen auf, obwohl der Glatzköpfige einem allerdings häufig böse Streiche spielt und sich niederlegt, wenn die Umstände von im verlangen aufzustehen.

Die Liebkosung zur rechten Zeit, der Kuß, eine Erinnerung, sind zweifellos ein Zaubermittel, das dazu beiträgt, daß das Bohnengesicht sich aufrichtet. Es beginnt mit einer vagen Schlaffheit und endet mit teuflischer Steifheit. Der Hoden zieht sich zurück, die Eichel wird dicker, die Haut spannt, die Farbe ändert sich. Ein Schnurren, ein Anwachsen des Drucks, der Puls beschleunigt sich. Lang war der Weg vom ersten Ausschlagen: die Ungeduld ergießt sich in wenigen Zuckungen.

Die Erektion darf nur relativ kurz andauern, damit man sie genießt. Nach einer bestimmten Zeit wird sie zur Qual. Die Steifheit wird schmerzhaft und zudem unumkehrbar, und nach ein paar Stunden geschieht das Undenkbare: der Penis beginnt den Gewebstod zu erleiden, die Pistole stirbt. Dialektisch Gewiefte meinen, der Priapismus sei eine Manifestationsform der Impotenz. Was heißt hier Impotenz, wenn das Instrument durch Wundbrand zerstört ist.

Familienjuwelen

Gemeinhin als Eier oder Nüsse bekannt, decken die männlichen Fortpflanzungsdrüsen wesentliche Funktionen ab. Zum einen dienen sie der Produktion des Testosterons, des Hormons, das im Embryo die Entwicklung der Sexualorgane steuert, zum anderen sorgen sie auf die Dauer für Haare auf der Brust und für den nicht zu stillenden Durst nach Lust. Sie produzieren unermüdlich Spermatozoen und selbstverständlich auch deren Transportmittel.

Die eiförmigen Testikel sind im Skrotum untergebracht, einem Hautsack, der ihnen ausgezeichnet paßt, und spielen auch auf anderen Gebieten eine wichtige Rolle. Dank des Cremaster, des Hodenmuskels, der die Höhlung herausdrückt, in der sie sich befinden, können die Hoden, wenn sie Angst haben, sogar bis zum Hals hochsteigen. Sie wissen genau, wie empfindlich ihre Struktur ist und müssen sich so gut wie möglich schützen. Ein richtig plazierter Schlag wirft einen sofort aus dem Spiel: ein plötzlicher Schwindel, ein starker, äußerst intensiver und einzigartiger Schmerz, die Beine werden puddingweich und der Unglückliche fällt, ob er will oder nicht, zu Boden und bleibt dort zusammengekrümmt liegen, unfähig etwas zu tun, die Hände zwischen den Beinen, mit eingezogenem Schwanz sozusagen.

Sie haben aber auch ihre Laster: Die Testikel lieben es, befummelt zu werden. Auf der Straße, bei Versammlungen, in der Untergrundbahn, auf dem Baseball-Feld, über all und immer gibt es jemanden, der seine Eier kratzt. Es gibt Menschen, die sich den lieben langen Tag, wenn nicht gar ihr ganzes Leben, dieser verbreiteten Gewohnheit hingeben, und es gibt sogar welche, die sie zu ihrem Beruf oder zu einer Kunst machen. Niemand sollte allerdings vergessen, die Andacht mindestens einmal am Tag zu zelebrieren. Diese eigensinnige Besessenheit gipfelt indes in einem klaren Bild: der unvergleichlichen Sanftheit einer vorwitzigen Zunge.

Haariges

Nicht alle Haare sind gleich. Die Haare von Bart und Schnurrbart sind beispielsweise trotz der Tatsache, daß sie eng beieinander sprießen und ähnliche Aufgaben haben, sehr unterschiedlich. Die Schnurrbarthaare sind eher glatt, während die Barthaare zum Krausen tendieren, obwohl beide gern ein Glas guten Weines genießen; während ein Schnurrbart lang oder kurz getragen wird, breit oder schmal, spießig oder witzig ist, kann ein Bart schütter, üppig, kräftig, wohl gepflegt oder einfach nur super sein.

Einige Haare sind hochspezialisiert wie die Wimpern oder die Augenbrauen, die Hüter des Auges, oder die Haare auf den Zähnen, vor denen man sich hüten muß. Die Vibrissae, die Nasenhärchen, sind ebenfalls ein Wunder der Technik: Sie lassen die Luft, die man einatmet, wirbelnd eintreten, welche, wenn sie die Schleimhäute der Nasenwände berührt, erwärmt und gereinigt wird, bevor sie ihren Weg in die Lunge fortsetzt. Man sagt zudem von ihnen, daß sie die längsten Haare des ganzen Körpers sind: Zieht man daran, reicht der Schmerz bis in den Hintern.

Eine ganz besondere Aufmerksamkeit haben ganz sicher die Haare am Hinterteil verdient, eine Extrakategorie der Taxonomie der Behaarung. Diese ständig unterdrückten und häufig feuchten Haare bemerkt man erst, wenn man sie reinigt, damit sie sich nicht zu unangenehmen Tamarisken entwickeln. Ansonsten haben sie eine edle Funktion: sie lassen die Winde entfleuchen und halten nur die intensiven Düfte zurück.

Das weibliche Schamhaar tut sich wegen seiner Zartzeit ebenso hervor wie wegen seiner Stärke und Widerstandskraft. Es ist die Haut der feinsten Frucht, doch, wie ein Sprichwort besagt, kann ein Schamhaar mehr ziehen als ein Ochsengespann. Beim Mann nimmt es ein rhombisch geformtes Territorium ein, bei der Frau ist es ein auf den Kopf gestelltes Dreieck mit einer Locke an der Spitze. Es wächst nicht, fällt normalerweise nicht aus, wird aber manchmal epiliert; auf jeden Fall ist es nur an den Stellen abwesend, wo es dies auch soll.

»Pendejo« heißt es im spanischen Wörterbuch, »ist das Haar, das an der Scham und in den Leistenbeugen wächst.« Wir Mexikaner bezeichnen mit diesem Wort auch Trottel. Wie das mit dem gewöhnlichen Gebrauch des Wortes zusammenhängt, weiß ich nicht, es scheint mir auf den ersten Blick sehr an den Haaren herbeigezogen: So gesehen müßte ich nämlich zugeben, von Trotteln fasziniert zu sein.

Souvenir

Dieses Gefühl kannte er. Eine diskrete, jedoch spürbare Unannehmlichkeit an der einen Seite der Zunge, anfangs ein diffuses Gefühlsphantom, und dann unvermittelt eine hartnäckige Besessenheit: ein freches Haar befand sich im Mund.

Der Bart, dachte er, ohne nachzudenken, und sein Daumen ging auf die Jagd. Ein fast zum Erbrechen führender Magenkrampf vertrieb seine Gleichgültigkeit, und er mußte aufmerksam und beharrlich mit der Zunge suchen, um den Eindringling wiederzufinden, der immer tiefer und weiter hinten saß, immer aufmüpfiger wurde. Es schien ein längeres, weniger unschuldiges Exemplar zu sein. Er sabberte reichlich und zog höchst merkwürdige Grimassen. Er versuchte es mit dem kleinen Finger, und wieder antwortete die beleidigte Feuchtigkeit mit Vorboten eines Brechreizes.

Aber klar doch, das war es: ein süßes Schamhaar, zartes Souvenir der vergangenen Nacht, ein winziger Mundwitz der geliebten Beute, ein Symbol, ein Zeichen, sagte er sich voll Liebesstolz, während er gerührt, mit neuem Eifer Zunge und Wangen nach dem Schatz im Speichel absuchte.

In dem feierlichen Augenblick, in dem sich der dünne Störenfried endlich auf der Zungenspitze einfand, hielt er inne. Er wartete einen Moment lang mit geschlossenen Augen auf die Erinnerung an die eine Nacht und andere Nächte. Er öffnete die Augen und begriff, wie dumm er gewesen war: der Mais, Trottel, ein Maishaar.

Ein zarter Duft
Es gibt viele Körperdüfte. Einige sind immer da, wie unsichtbarer Dunst, der ständig von der Haut aufsteigt, und andere erscheinen phasenweise, sind anarchisch, heftig wie die von den Gedärmen alchemistisch zusammengebrauten Furze. Ohrenschmalz bringt einen anderen Duft hervor als den, der den Talgdrüsen hinter dem Ohr entströmt.

Weil er das ständige Müffeln täglich an seinem Nächsten erlebt, hat der Mensch eine breite Palette von Strategien erfunden, um seine Eigendüfte zu beherrschen. Neben der unentbehrlichen Seife, werden Talkum für die Füße, Kölnischwasser, duftendes Toilettenpapier, Cremes und Schminke, Markenparfüms, Sprays, Essenzen, Intimduschen, Deodorants gebraucht. Einige Medikamente verursachen einen dem Körper und der Krankheit eigenen Duft – Fieber, Abszesse, Infektionen, Fäulnis verschiedenen Ursprungs –, sie geben dem Leiden einen ungesunden Geruch. Der Körper nimmt auch fremde Düfte an, die in seinen Kleidern, an den Händen und häufig auch in Bart und Schnurrbart hängen bleiben: Tabak und Smog, Essen, Weihrauch und Beweihräucherung.

Keiner der fremden Düfte ist stärker, penetranter und zugleich zarter als der, der durch die Genitalien der Liebe entströmt. Er haftet stunden- und tagelang (ein Ärgernis bei Ehebruch), oder gar jahre- und lebenslang, dein Duft, der duftet, wie du schmeckst. Der Duft einer glatten Oberfläche und unvermittelter Tiefen, feucht, warm, vibrierend.

Liebe von der guten Sorte

Nackt im Bett nach einem köstlichen Fick, genießen sie die letzte Mattigkeit, bevor sie das Licht löschen und die Augen schließen. Er liegt auf dem Bauch – was ein großer Fehler ist –, mümmelt die Vorboten des kommenden Schlafes, und sie streichelt zerstreut seinen Rücken. Plötzlich hält ihre Hand am linken Schulterblatt inne. Sie richtet sich auf, und er weiß, daß er verloren ist, und beklagt es.

»Darf ich?«, fragt sie gespielt unschuldig mit Raubtieraugen und ist unvermittelt hellwach. »Um Gottes Willen«, aber es gelingt ihm nur, ein zweideutiges, nachsichtiges Grunzen hervorzubringen, das sie sofort als Zustimmung auffaßt. Ihre Fingernägel nähern sich einander. Er läßt ein, zwei Angriffe über sich ergehen, doch beim dritten, fährt sein Körper wie elektrisiert auf.

»Hat es wehgetan?«, fragt sie gleichgültig, während sie nach günstigerem Terrain sucht. Er beschließt, nicht zu antworten. Warum bloß? Warum diese grundlose Folter, diese absurde Manie? Warum aus so hohem Himmel herabstürzen? Er steht kurz davor »Das reicht« zu brüllen, als sie, die ihre Sache perfekt versteht, einen Pfad aus Küssen unterhalb seines Nackens zeichnet. Sie liebkost seine Hinterbacken und streicht mit den Fingerspitzen den Rücken entlang, berührt ihn dabei kaum. Die Gänsehaut hat eine doppelte Funktion: sie besänftigt das Opfer und erlaubt, neue Delikatessen zu finden.

»Du sagst mir, wenn ich aufhören soll«, sagt sie, unglaublich raffiniert, genau in dem Augenblick, in dem der Genuß ihn vollkommen zu entwaffnen beginnt. Es der Augenblick, wieder anzugreifen.

»Dieser hier wird dir wehtun«, sagt sie zu ihm, und gräbt ihre Nägel ungeduldig ein. Erschwitzt Blut und Wasser, hatte sie in der Gewißheit beobachtet, daß mit ihr das Ende losbrechen würde.

»Nun reicht's aber«, brüllt er, während er den Oberkörper heftig schüttelt.

»Warte«, sagt sie eilig, während sie einen Schlüssel anwendet, der nicht, weil er subtil ist, weniger überzeugend wäre. »Halt noch ein bißchen still, der hier will nicht.«

Eben, sagt er sich ärgerlich, wieso denn unbedingt weitermachen?

»Guck mal, wie toll, sagt sie, in dem sie ihm triumphierend den Schatz aus ranzigem Talg zeigt, den sie gewaltsam aus seinem Flöz geholt hat.

»Mach das Licht aus«, sagte er entschieden.

Im Dunkeln gibt sie ihm einen ihrer berühmten Küsse.

»Bis morgen, Liebling«, wispert sie ihm zu, und er kann nicht anders als der Natur ihre unvermeidlichen Übergriffe zu verzeihen.

Wer bloß?

Das Frühstück verlief in vollkommenem Schweigen, dies war einer dieser Morgen, die man sich aufs Brot schmieren kann. Sonst war es nie so, und diese dicke Luft ging zweifellos von ihr aus. Sie entzog mir den Blick, antwortete einsilbig auf meine besorgten Versuche, ins Gespräch zu kommen, und als die Zeitung kam, versenkte sie ihre Nase darin, noch bevor ich einen Blick auf die erste Seite werfen konnte. Der Kaffee, den zu brauen jeden Morgen meine Aufgabe war, schmeckte widerlich. Die Scheibe Toast, ihr Zuständigkeitsbereich, erreichte verkohlt meinen Platz.

Schweigend ging ich mein Verhalten in letzter Zeit durch, versuchte den fatalen Fehltritt zu finden, den unmerklichen Bruch unseres wortlosen Einverständnisses. Mal sehen: Ich habe in meinem Bett geschlafen und mit ihr, Punkt eins. Mehr noch, ich bin früh und nüchtern, gut gelaunt und mit ausgezeichneten Neuigkeiten nach Hause gekommen. Vielleicht irrte ich mich ja gewaltig, aber wenn ich meinem Gedächtnis trauen konnte, waren Abend und Nacht in herzlichem Einvernehmen vergangen. Nein, diesmal konnte von daher nichts kommen.

Ich ging in Gedanken meine Daten durch. Ihr Geburtstag? Unmöglich, ihn einmal zu vergessen war mehr als genug gewesen. Irgendein Jahrestag oder anderer intimer Grund zum Feiern? Auch nicht: Sie geht davon aus, daß ich mich nicht daran erinnere und übernimmt es, mich ein paar Tage im voraus davon in Kenntnis zu setzen. Plötzliche Menstruationsreaktion? Nein, diesen Kreuzweg haben wir eine Woche zuvor hinter uns gebracht.

»Was ist los, verdammt noch mal?« mußte ich ihr

schließlich an den Kopf werfen, weil sie mir das Messer derart heftig gereicht hatte, daß sie mir fast den Finger abgeschnitten hätte.

»Nichts«, war ihre lakonische und scharfe Antwort, wobei sie nicht einmal geruhte, mich anzublicken.

Als ich am Ende nach langem Drängen erfahren hatte, worin meine Sünde bestand, konnte ich nicht anders und habe laut losgelacht:

»Du hast geträumt, ich hätte dich betrogen? Du hast weiß ich was geträumt und deshalb bist du so böse auf mich?«

Das war der Gipfel. Sie hat mir den ganzen Traum erzählt, mit Symbolismen und blinden Stellen und klagendem Ton und jeder Menge Details. Daß ich mich in diesen monumentalen Titten suhlte, daß ich mich zwischen diesen nach Leidenschaft dürstenden Schenkeln wohl fühlte, daß diese tiefroten Lippen mich zur Raserei brachten, und das alles vor ihren eigenen Augen. Ich sei ein Taugenichts, ein unverbesserlicher Macho, ein unverschämter Zyniker.

»Aber das war doch bloß ein Traum?«

Ein Traum, das ja, aber ein Traum, dem sie ungeheure wahrsagerische Kräfte beimaß, geradezu schamanische Erleuchtung. Als sie geendet hatte, jedenfalls hoffte ich das, habe ich sie ganz beiläufig gefragt:

»Sag mal, und ... wenn man das wissen darf, wer war es denn?«

Der Krieg der Geschlechter

Es ist schön, eine Frau zu sein. Es ist schön, ein Mann zu sein. Sie hat ihre Brüste und ihren kleinen Hintern, er seinen Schnurrbart und seine Testikel. Sie die süßeste Stimme, die du je gehört hast, er die heisere, sexieste Stimme, die man sich vorstellen kann. Sie ihre Röcke, ihre Slips und ihre roten Schuhe, er den Hosenstall, Gürtel und Socken. Zartheit im Gegensatz zu Festigkeit, Schwäche versus Stärke, Mütterlichkeit versus Kälte, Offenheit versus Penetration, Unterwerfung versus Macht. Wie viele Gegensätze kann man sich zwischen der weiblichen Unbeständigkeit und der männlichen Starre vorstellen?

Vielleicht gibt es noch chemisch reine Exemplare, vor allem, wenn man sie nach ihrem Äußeren beurteilt, und Diskussionen über die Geschlechter kreisen immer um eine absolute Polarität zwischen ihnen. Aber, in Bezug auf die Gefühle, Emotionen, das Begehren und auch in immer stärkeren Maße das Verhalten, haben die meisten Menschen eine mittlere, sagen wir eher tropische Position inne, was von unterschiedlichen Faktoren abhängt. Zuerst einmal ist da auf biologischer Ebene die besondere Beschaffenheit und Morphologie der Knochen und des Fleisches, dann gibt es, wenn man weitergeht, die kindliche Erfahrung und in ihr vor allem die Beziehung zu Vater und Mutter; dann die blinden Zufälle der ersten Hormone in der Adoleszenz, Schüchternheit oder Lockerheit, die Lektüren, Glück in der Liebe, die Träume, die vergessenen Visionen.

Tatsache ist, daß wir auf geheimnisvolle Weise und der Balance eines jeden Individuums entsprechend, tagtäglich die Frau, die wir Männer alle in uns haben, den Mann, den alle Frauen in sich haben, leben. Nicht allein im Blut fließt eine bestimmte Anzahl Hormone des anderen Geschlechts, wir Männer und Frauen haben zudem eine gemeinsame embryonale Vergangenheit, die uns einander ähnlicher macht, als wir glauben. Die Zärtlichkeit meines Vaters, eines Manne, wie er im Buche steht, konnte nur aus der mütterlichen Seite seines Herzgewebes kommen.

Für einige ist dies ein wahrer Krieg, dessen Ziel vor allem darin besteht, den Gegner zu unterjochen. Der Mann, der sich seiner Männlichkeit wegen der Frau, die in ihm wohnt, unsicher ist, treibt seinen Machismus auf die Spitze und spielt seine Berufung zum Hurensohn aus. Die Frau, die ihrer Weiblichkeit wegen des Kerls, der den Körper mit ihr teilt, unsicher ist, malt sich wie ein Clown an und nutzt ihre vorgegebene Schwäche durch Hysterie aus. Es gilt, diese Frau, diesen Mann, diese Eindringlinge ausmerzen.

Nun gibt es aber auch solche, die auf alle erdenklichen Weisen versuchen, diese konföderierte Seele vollständig zum Leben zu erwecken. Ein Fernsehprogramm zeigt eine Gruppe von Frauen, die Testosteron einnahmen und authentische Männer waren. Kräftige Körper, tiefe Stimme, Bart und Schnurrbart. Oder das alltäglichere Beispiel der Transvestiten und Transsexuellen, Männern die es vorziehen, die Frau zu sein, die sie sind; sie ziehen sich an, wie sie sich anziehen würde, nehmen Hormone, um rundere Hüften zu bekommen, lassen sich Brüste implantieren und operieren sich die Nase. Dies sind äquatoriale Menschen, die von beiden sexuellen Polen gleich weit entfernt sind.

Der Krieg der Geschlechter beginnt innen, und jeder kämpft ihn oder auch nicht, so er es will und so gut er kann.

VIERTER TEIL

Athlet

Die Stadt verlangt vom Körper, über das normale Maß hinaus zu funktionieren. Die acht vorgeschriebenen Stunden zu schlafen, ist ein undenkbarer Luxus. Essen, wenn man denn ißt, ist immer ein Abenteuer mit ungewissem Ausgang. Man geht schnell auf hartem Boden, atmet Schmutz ein, gerät an jeder Ecke in Wut.

Man lebt in Menschenmassen. Die Augen scannen jeden Tag Tausende von Gesichtern, unterschiedliche, komplizierte oder einfache, gewalttätige und sanfte, traurige und alte, junge und fröhliche Gesichter. Die Blicke streifen einander unablässig und die Ohren mühen sich, weißes Geräusch zu hören. Ströme von Menschen, Schlangen, Tumulte, Drängelei: die Haut kämpft von Sekunde zu Sekunde darum, Abstand zu halten.

Die festliche Stadt fordert nicht weniger. Das Kino und die Theater, Bier und Tequila, die Kneipe, der Zug durchs Viertel vom Abend zuvor. Sexphantasien dicht an der Oberfläche.

Und dann die Gewalt. Die latente Gewalt, die Paranoia im Nacken ansammelt, und das Lauern der erklärten Gewalt, die Adrenalin ausstößt, verletzt und tötet. Schwieriger Rhythmus, der vom Körper vorausgesetzt wird.

Die Anstrengung macht den Städter zu einem wahren Athleten. Einem gekrümmten Gladiator mit roten Augen und herausstehenden Rippen, dessen Training im Rauchen und Lautdenken besteht. Der Kampf ist immer der gleiche; die Zeit ihr Gegenspieler.

Im Park

Auf dem Rasen im Schatten eines Baumes liegend, die Schnürsenkel gelöst, die Hände im Nacken verschränkt, die Augenlider halb geschlossen, gibt sich der Mann einem tiefen Seufzer hin. Die Augen lassen ein rotes Blitzen hinein, die Haut fühlt sich geschwollen an, der Geist ist eine endlose Wüste. Er gähnt. Er hat es geschafft, sich im Alltagsrummel eine kleine Auszeit zu nehmen und möchte den verdienten Faulheitsanfall genießen.

Er war früh zur Arbeit gegangen und hat bis vier durchgearbeitet, schnell etwas gegessen, und bis zum nächsten Termin war noch etwas Zeit. Er hatte sich an der Ecke die Abendzeitung gekauft und saß schließlich auf einer Parkbank. Es war fünf Uhr durch, und er las zerstreut die Innenseiten, fühlte, wie seine Augen schwerfällig wurden, er nicht zur nächsten Zeile übergehen konnte. Ein fast unmerkliches Nachvornfallen des Kopfes machte ihm vollends bewußt, was gerade geschah. Er nahm diesen Seelennebel, dieses allmähliche Durcheinandergeraten von Gedanken, dieses sich Auflösen der Umgebung durchaus mit Vergnügen wahr.

Er erhob sich, machte ein paar Schritte auf dem Rasen, wählte den Fuß einer üppigen Rainweide aus und streckte sich auf dem Boden hin. Seine Eier wogen unangemessen schwer. Ein leichtes, zufriedenes Lächeln begleitete seine Hand auf der Reise zwischen die Beine. Ein diskretes Kratzen, ein willkommenes Zurechtrücken.

Aber wie immer bei den wahren Genüssen, währt der Höhenflug nicht lang. Bald schon wird er tief einschlafen, doch das steht auf einem anderen Blatt, oder er wird sich plötzlich an die Fotokopien erinnern, die er noch machen muß, und er wird sich fluchend erheben, oder irgendein zudringlicher Mensch wird womöglich den Zauber zerstören. Einstweilen aber ist eine Minute Faulenzen dran, um den Tag erträglich zu machen.

Die Farben der Tage

Die Tage sind farblos geworden. Was sie nicht daran hindert, hin und wieder großartig zu sein oder schlechter, wenn sie so oder so mies sind. Es bedeutet einfach, daß sie verloren haben, was sie viele Jahre lang besaßen: die Tage hatten eine bestimmte Farbe, immer dieselbe, je nach ihrer Stellung innerhalb der Woche. Ich bin immer wieder verblüfft, wenn ich daran denke, wie lange es gedauert hat, bis ich merkte, daß nicht alle die Farben sahen, daß ich letztlich der einzige war, der sie sah.

Das Braun vom Dienstag war länger als das samstägliche Rot, aber sehr viel kürzer als die sonntägliche Sandfarbe. Dem Grau-Weiß der Montage fehlte die Lebendigkeit dieser Mischung aus Gelb und Rosa, der Guavenfarbe der Mittwoche, oder des Blaßgelbs der Freitage.

Meine Lieblingsfarbe war das Grün der Donnerstage. Von allen Farben war es die genaueste: Das Grasgrün der Buntstifte Marke Prismacolor. Ein breites, offenes, kräftiges Grün, die Farbe von Abenteuern und Zauberwäldern, die einzige, der es manchmal gelang, auf die Montage oder, allerdings äußerst selten, auf die Mittwoche abzufärben. Ich habe diese Farben nicht ausgewählt, die Tage besaßen sie, seit es sie gab, vielleicht war ja ein Traum daran schuld.

Keiner der Tage war blau, und ich habe erst sehr viel später begriffen, daß dies die Farbe war, die der Zeit vorbehalten war, in der man sich dem Leben stellt. Dann, fand ich heraus, verlieren die Tage ihre ursprüngliche Farbe, werden einander ähnlicher – die Sonntage sind vielleicht weniger sonntäglich und ähneln eher dem Mittwoch oder Dienstag, und ihr Glanz ist immer mehr von der Witterung abhängig: häufig wird das Blau zu einem blassen, kalten Grau.

Dennoch kann man hin und wieder an der Biegung eines Tages auf grasgrüne Tupfer treffen. Vor allem am Donnerstagnachmittag.

Tiefgründiges

Es ist wichtig, den Dingen auf den Grund zu gehen. Gerade bei der Liebe, gerade bei den Erkenntnissen, gerade beim Wissen, das ein jeder im Laufe seines Lebens aufbaut. Auf den Grund gehen, solange bohren, bis man die gewünschte Substanz gefunden hat. Es ist dies ein Durst, der nur gelöscht werden kann, indem man in der Vergangenheit, in den Menschen gräbt, hier und dort ein Loch ins Nichts macht.

Ist der Durst gelöscht, kommt die Müdigkeit. Man muß wieder auf die Oberfläche der Dinge zurück. Nach einer tiefen Liebe, die tief ins Innere ging, eine leichtere Liebe: ein beiläufiges Thema, wenn es sich ergibt, ein leichtes einander Berühren, ein träger Blick, ein Zusammensein, weiter nichts. Anschwellen, Aromen und Verzückung machen Mattigkeit, langsamem Atem Platz und der Schwäche, die Hilflosigkeit sogar mit Sympathie zu betrachten.

Ebensowenig kann man selber ununterbrochen tiefgründig sein, vor allem, weil man der Überraschung durch den Abgrund verlustig geht, einer seiner teuersten Eigenschaften. Und auch, weil manchmal ein an die Oberflächekommen die einzige Möglichkeit ist, weiter in die Tiefe zu gelangen.

Ringe

Die Körper vereinigen sich und bilden die Masse. Ein Hin- und Herwogen, unterirdische Strömungen, mächtige horizontale Wasserfälle. Zwei Menschen nähern sich einander ängstlich, ein weiterer kommt hinzugelaufen, schon sind viele versammelt. Im Augenblick, in dem sie mit der Masse Verbindung aufnimmt, verändert sich die einsame Seele.

»Je heftiger das Ungestüm ist, mit der sich Menschen miteinander verbinden,« schrieb Elias Canetti, »um so gewisser stellt sich die Wahrnehmung ein, daß sie keine Angst voreinander haben. Diese Umkehrung der Furcht, berührt zu werden, gehört zur Masse.« Auch wenn das Individuum nicht aufhört, eines zu sein, so verschwinden seine Grenzen, und sein Willen. Ein Tropfen Wasser im Ozean, unterwirft er sich der Wellenbewegung. Es verschwindet auch das Bewußtsein der Vergänglichkeit: für die kurze Zeit ihres Bestehens erlangt die Masse für denjenigen, der sie bildet, einen ewigen Glanz, das Strahlen der kollektiven Seele, das über die Trübheit des Tages hinausweist.

Das Urgefühl der Masse ist der Tastsinn, die nächste Dimension der neuen Koordinaten. Wände schwitzender Rücken, Simse hochgereckter Ellenbogen, der Brustkorb und, gegen ihn gedrückt, der Rücken davor, Gassen aus Bäuchen. Der erste Ring, der den Körper umgibt, besteht aus fünf oder höchstens sechs Personen, das unmittelbar angrenzende Fleisch.

Der Blick umfaßt den zweiten Ring, einige Hundert Menschen. Je nach Statur kann man normalerweise etwa fünfzig Köpfe sehen, die alle auf ein und denselben Ort ausgerichtet sind – den Himmel, den Balkon, die Katastrophe, die

Bühne. Obwohl es aussieht, als würden sie sich nicht bewegen, entfernen sich die Gesichter insgesamt, und nach einer Weile verlieren sie sich. Man entdeckt, daß das scheinbare Hin und her in Wirklichkeit Verlagerung ist. Das Brüllen einer Masse bringt mehrere tausend Kehlen zum Ohr: der dritte Umkreis. Jenseits davon zeigt nur ein Umstand dem Individuum das Ganze: die absolute Stille. In der Erinnerung an die Toten verliert man das letzte Quentchen Furcht vor den Lebenden.

Bis wohin?

Bis wohin reicht der Körper? Bis hinunter zu den Füßen, selbstverständlich, und hinauf bis zu den Haarspitzen. Rundum bis zur Haut und danach, wohin die Arme reichen und die Beine uns führen. Er reicht auch so weit er hören kann, und ebenso wohin die Töne gelangen, die er von sich gibt. Bei einem Flüstern umfaßt er einen so enggesteckten Umkreis, daß der Nachbar ganz nahe herankommen muß, um ihn zu berühren. Bei einem Schrei weitet sich der Körper bis auf zig Meter in die Runde aus. Die Stimme eines Sängers durchläuft eine wunderbare Verwandlung: er füllt seinen Körper mit Luft, bis er, ohne daß ihm dabei auch nur ein Knopf vom Jacket abspringt, das Theater füllt. Bestimmte Dinosaurier trugen einen langen Knochenkamm auf dem Kopf, der innen hohl und mit dem Nasenraum verbunden war, eine riesige Tuba, die Töne mit sehr niedriger Frequenz ausstieß. Als Warnsignal gedacht, konnte dieses mächtige Tuten die Grenzen dieses ausgestorbenen Wesens kilometerweit ausdehnen.

Mit seiner Fähigkeit, sich zu bewegen und seiner Geschicklichkeit gelangt der menschliche Körper sonst wohin. Auf den Grund der Meere, auf den höchsten Berg, in vereiste Länder und in die Tropen, in den Weltraum und in interzelluläre Räume. Der Pfeil erlaubt ihm in einem einzigen Augenblick sehr weit zu kommen und das schnelle Reh zu erstechen. Die Waffen, die er erfunden hat, erlauben ihm, unvorstellbare Exzesse der Zerstörung zu erreichen.

Das Fleisch des Menschen hat eine große Reichweite. Mit Masken und ohne sie, mit Musik und Gesang oder Stille, mit oder ohne Drogen, die das Hirn durchtränken, besitzt der Körper die Gabe der Verwandlung. Mit Techniken, die

Hexer oder Schamanen zu Höchstform steigern können, kann der Körper, indem er nach Innen schaut, bis in den Himmel gelangen und blitzschnell in die Hölle. Wir sehen die Toten schon im Traum, noch bevor wir unseren eigenen Grabstein von unten sehen. Sogar soweit kommen wir.

Verflüchtigung

Eines der verwirrendsten Phänomene der Beziehungen zwischen Menschen ist die Verflüchtigung. So wie sich die Verbindung zwischen den Individuen in der Masse kristallisiert, fest wird, ist sie im gegenseitigen Kontakt miteinander flüssiger Natur, und es kommt vor, daß der andere sich verflüchtigt.

Es kann etwas so Einfaches sein wie ein Kommentar, der fehl am Platz ist, ein flüchtiger Blick, ein leichtes Zucken der Oberlippe; oder etwas so Schwerwiegendes wie Überdruß, eine schädliche Intrige, ein Verrat. Plötzlich verflüchtigt sich die Person, die vor einem steht, verschwindet sie vollkommen aus unserem Emotionsfeld. Man wird die leichte Figur mit ihren üblichen Umrissen später durchaus wahrnehmen, doch an sich existiert die Person nicht mehr. Ihre Worte sagen jetzt nicht mehr, was sie früher sagten, ihr Blick verliert jede Bedeutung, ihr Schicksal kümmert uns nicht mehr. Dort, wo es zuvor einen Freund, eine Liebe, einen Gegner gab, ist plötzlich nur noch ein Nebel.

Das bedeutet indes nicht, daß man Menschen willentlich verdunsten lassen kann, das wäre phantastisch, aber wenn es einmal passiert ist, gibt es nichts, was es verhindern könnte. Manchmal allerdings nimmt man die Verflüchtigung mit Erleichterung zur Kenntnis, wird sie zu einem ersehnten, wenn nicht gar gesuchten Ereignis. Aber sie kann auch sehr schmerzlich sein; vielleicht sind Zärtlichkeit oder Begehren groß, und man tut im Gegenteil alles, damit es nicht passiert. Ein Augenblick, und in den Armen verflüchtigt sich, was man festhalten wollte.

Es gibt Momente, in denen es einem zupaß käme, die eigene Verflüchtigung herbeizuzaubern. Wie viele Enttäuschungen, wie viel Mitleid, wie viel Verachtung würden wir unserem Nächsten ersparen.

Der Verrückte auf dem Stein

Die multiple Persönlichkeit ist von der Psychiatrie anerkannt, wobei im einfachsten Fall das Individuum zwischen zwei festen Personen seines möglichen Repertoires hin und her wechselt. Zwischen Doktor Jekyll, dem immer gleichen, vornehmen, phlegmatischen Gentleman und Mister Hyde, dem immer gleichen Bösewicht. Es wird als pathologisch angesehen, mehr als eine Persönlichkeit zu leben, während bei dieser Geisteskrankheit genau das Gegenteil problematisch ist: wer darunter leidet, ist zu nur zwei Persönlichkeiten verdammt, anstatt den ganzen Fächer von Persönlichkeiten entfalten zu können, die uns zur Verfügung stehen, um die Reise bis zum anderen Ende des Tages zu machen. Man geht vom freundlichen, schläfrigen Broteinkäufer zum genervten, gehetzten Businsassen über; vom feierlichen Vater, der sich von seinen Kindern am Schultor verabschiedet, zum frivolen Filmgalan, der mit der Kellnerin um die Ecke flirtet; vom mächtigen Familientyrann zum unterwürfigen Subalternen, der die Launen seines Chefs im Büro erträgt; von der sanften Frau, die Essen kocht, zur heißen, nächtlichen Zauberin. In einem Augenblick sind wir der Seemann im Buch, das wir gerade lesen, im nächsten der gestrenge Beichtvater am Telefon; mal sadistischer Mörder der Maus in der Küche, dann wieder fröhlicher Gast bei einem Fest des Freundes; oder aber Märtyrer von Hämorriden. Mal sind wir privat, mal öffentlich und vor allem ein Atom in einer Menge. Man wechselt von Persönlichkeit zu Persönlichkeit, als würde man, von Stein zu Stein springend, einen Fluß überqueren. Der arme Kranke springt nur zwischen zwei Steinen hin und her, immer denselben, ohne Hoffnung, einmal das Ufer zu erreichen, ewige Nacht oder reglose Mittagssonne. Obwohl die Fähigkeit, sich zu verändern, im Herzen dessen ruht, was den Menschen zum Menschen macht, werden im blinden Rennen der modernen Zeiten Methoden vervollkommnet, die möglichen Gesichter des Menschen auf ein einziges zu beschränken. Man schneidet alles weg, was ihn anders erscheinen läßt, unterdrückt jedes Anderssein, belegt Gegensätzliches mit Drohungen. Man strebt Gleichgesinntheit an und damit den Ausdruck höchster Geisteskrankheit: den Menschen mit einer einzigen Persönlichkeit, einen Verrückten, der mitten im Fluß auf seinem einsamen Stein gefangen ist.

Die Wahrheit

Die wesentliche Materie des Kopfes ist die Verrücktheit, eine leichte, schillernde, aus Bildern und Instinkt, aus den Elementen der Phantasie ebenso wie aus denen der Angst zusammengesetzte Substanz.

Die Vernunft, das, was uns jeden Tag mehr von der Kindheit trennt, ist nur das Seil, mit dem die Verrücktheit am Fleisch festgezurrt wird. Beim Verrückten ist das Seil gerissen, und er verbringt seine Tage damit, in jeder Raserei und in jeder Halluzination eine Spur seiner verlorenen Verrücktheit zu suchen, findet sie aber nicht. Der Verrückte muß sie wiederbekommen, wenn er aufhören will, verrückt zu sein. Den allzu Vernünftigen nimmt man die Luft, indem man die Verrücktheit mit dem Seil des Verstandes zu eng zuzieht, und er erreicht trockenen Blickes das Ende seiner Tage.

Manchmal nimmt die Verrücktheit die Form eines Ballons an und steigt hoch auf, dann verleiht sie den Gedanken Flügel und verhilft den Ideen zu Höhenflügen. Manchmal klebt sie wie Pech an den Gedanken und läßt sie welken. Wieder andere Male sublimiert sie sich zu Farbe und Tupfern oder erwacht zu Poesie und schlägt über die Stränge. Ebensogut kann sie zu Eisen werden und töten.

Es gibt Menschen, die sind wie Pendel, ein langes Seil mit einem schweren Gedanken am Ende, von einer soliden Verrücktheit, die sich auf einer ständigen Reise von einem Punkt zum anderen, immer ein und denselben, befindet. Es gibt auch Menschen wie Knäuel, wirre, endlose Verrücktheiten, wie Violinsaiten, kurze, angespannte und eingebildete Verrücktheit. Es gibt komplizierte Zöpfe, Lassos, Reitgerten, Stickereien, fadenscheinige Bindfäden, Nylonstricke. Jedem sein eigener Hau: Jedem.

Die Verrücktheit ist von unterschiedlicher Natur, weder wetteifert sie noch unterwirft sie sich. Wie das Fleisch nimmt man sie auch bei seinem Nächsten wahr. Die Vernunft besteht darauf, die reine Wahrheit zu verkünden, das wahre Profil, das einzig mögliche abgekartete Spiel: ein über den Abgrund gespanntes Seil zur Rettung der Seelen. Aber der Weg der Wahrheit – um Kafka zu umschreiben – verläuft über ein Seil, das nicht auf großer Höhe, sondern dicht über dem Boden gespannt ist: eher dazu ausersehen, daß man darüber stolpert, als daß man darauf geht.

Freaks

Der Körper täuscht. Fast alle, die auf der Straße gehen, erscheinen normal. Zwei gleich lange Beine bewegen sich geradeaus, ein dazu im Verhältnis stehender Rumpf, ein fest auf den Hals geschraubter Kopf, lockere Arme zu beiden Seiten, Hände mit fünf Fingern, ein geschlossener oder redender Mund, Augen, die in alle Richtungen blikken. Aber welche Ablehnung und welches Mitleid wecken in uns ungestalte Menschen, mißgebildete Körper. Selbst wenn er als normal bezeichnet wird, ist ein Körper, der vom Kanon abweicht verachtenswert: häßlich und lächerlich, unangenehm, entbehrlich.

Doch was würde geschehen, wenn wir genauso deutlich den emotionalen »Körper« eines jeden sehen könnten? Zuerst einmal wären die klassischen Proportionen merkwürdig und außergewöhnlich und die Monstrositäten würden viel weiter gehen, als man sie sich gemeinhin für den physischen Körper vorstellt. Eine Zunge kriecht über den Bürgersteig, Hirne am Hintern, Vaginas mit zwei Metern Durchmesser; millimetergroße Phalli, riesige Testikel, vipernhafte Lippen, Herzen, die aus der Brust springen, hohle Buckel.

Es geht nicht nur um Atrophien oder Hypertrophien. Es gibt auch unnötige Doppelungen, schiefe Teile, Organe, die ausgelassen werden, vertrocknete Extremitäten. Der Ursprung der Monstrosität, die wir sind, liegt in der ungleichen Entwicklung der verschiedenen Teile. Einige entwikkeln sich im Laufe des Lebens wie es sich gehört, doch andere geraten in dieser oder jener Phase auf Abwege. Ihre Zeit läuft nicht mehr hier, in der Sanduhr, ab, und ihr Wachstum weitet sich aus oder hört einfach auf.

Ein scheinbar unbedeutendes Ereignis führt dazu, daß

ein Arm des Begehrens in der Adoleszenz abirrt und das ganze Leben lang unkontrolliert weiterwächst. Vielleicht hat nur ein einziges Bild dazu geführt, daß das rechte Bein der Liebe mit sechs Jahren gelähmt wurde. Das Herz nimmt an Güte und der Ellenbogen an Geiz zu, der Bauch weitet sich voller Schuldgefühle, die Augenbrauen werden durch Hochmut buschiger. Riesige Knie zum Beten, Siebenmeilenfüße, eine vom vielen Meditieren breite und runde Stirn.

Hinkend, mißgebildet, entstellt, voller Narben, ein emotionaler Freak mit schrecklichen Lastern, so schlendere ich durch die Straßen. Da wir in der Mehrzahl sind, bleibt niemand stehen, um mich wie im Zirkus anzustarren.

Neurotisch, na und?

Sollte ich wirklich, wie ich häufig denke, ein armer Neurotiker sein? Sicher ist, daß man, so wie es sich bei allem verhält, manchmal neurotisch ist und dann auch wieder nicht, und daß es davon abhängt, wem gegenüber. Eine Verkäuferin schreit eine Kundin ungehalten an, legt aber bei dem netten jungen Mann, der ihr folgt, ein musterhaftes Benehmen an den Tag. Die eine wird sie für neurotisch halten, der andere für äußerst freundlich.

Ich kenne viele Menschen, die werden immer neurotischer je näher die Zeit fürs Essen rückt, und erst nach dem ersten Bissen werden sie wieder ausgeglichen. Ich kenne auch Menschen, die, wenn sie aufwachen, hochneurotisch sind, jedoch kurze Zeit drauf ein Vorbild an Gleichmut und Zurückhaltung. Ein Raucher ohne Zigarette ist extrem neurotisch. Es gibt Leute, die werden neurotisch, wenn sie in ein Auto steigen, andere, wenn sie Fußball spielen, andere, wenn sie an ihre unerledigte Arbeit oder an eine Verabredung um Punkt soundsoviel Uhr denken, andere wieder, wenn sie an die Frau denken, die sie die ganze Zeit lang betrügt. Wieder andere allerdings bei jeder lächerlichen Gelegenheit.

Es gibt Menschen, die beim Versuch, ihre Neurose loszuwerden, neurotisch werden. Um Punkt soundsoviel Uhr eine viertel Stunde beim Analytiker, und noch einmal am Mittwoch und am Freitag. Und dann die Neurose, die aufkommt, wenn man sich fragt, wie man den Halbmonatslohn strecken kann, um die Raten für das Sofa zu zahlen. Dann wieder ist es die Obsession, daß die ganze Menschheit zu diesem Analytiker gehen sollte: du mußt bloß mal sehen, wie gut der ist, warum suchst du ihn nicht auf? Bei der dritten Ablehnung, kurzangebundener als die zweite und sehr viel heftiger als die erste: du solltest wirklich gehen, schau dich doch einmal an, wie neurotisch du bist. Ich hingegen (weil ich das alles für total nervtötend halte), ich verteidige meine Neurose. Wie soll ich sonst die wenigen Tage aus dem Krawall um mich her retten. So viele Menschen, so viele erfundene oder wirkliche Notwendigkeiten, so viele Möglichkeiten, sich in der unendlichen Stadt zu verlaufen. Ich sehe meine Neurose nicht als einen Rückzug, für den sie immer gehalten wird, sondern als Richtschnur. Sie hindert mich daran, nicht die ganze Zeit umherzustreifen, sie rettet mich vor den Dummköpfen, den Impertinenten und den Sympathischen, sie schützt mich vorm Dominospielen und ähnlichem Zeitvertreib, sie brütet die Minuten aus, die ich wirklich mit dir verbringen kann, sie führt mich mit Wissen des Schicksals durch die Gänge des Labyrinths. Ich brauche meine Neurose, um nicht der neurotischen Unvernunft der mich umgebenden Welt anheim zu fallen.

Blühende Jacarandabäume

Die Sehnsucht ist der Schmerz der Rückkehr. Das ist seine Etymologie. Jedes Ding löst eine Erinnerung aus, und in ihr kehren wir zu einer Person, an einen bestimmten Ort, in einer gewissen Zeit zurück. Was an dieser Rückkehr schmerzt, ist, daß wir genau wissen: es kann nicht sein, die Jugend ist für immer verloren, das Leben vergeht, die Toten kehren nicht zurück.

Die Sehnsucht schlägt ein wie ein Blitz. Wie das grüne Leuchten, das einen Augenblick lang an der Stelle die Linie des Meereshorizonts beleuchtet, an der die Sonne untergegangen ist, entzünden die Jacarandabäume einen Blitz lang zurückliegende Jahre: Ein April unter allen Aprilen. Im nächsten Augenblick beginnt, wenn die Sonne bereits untergegangen ist, der Schmerz der Erinnerung.

Schon sind wir nicht mehr dieselben. Auch wenn wir in vielerlei Hinsicht dazu gewonnen haben und zugleich in nicht geringerem Maße geblieben sind, wie wir waren, gibt es etwas, das wir unwiederbringlich verloren haben, eine ernste Warnung vor all dem, was wir noch verlieren sollen.

Die Bitterkeit wird allerdings, wenn wir uns erinnern, von der flüchtigen Feststellung versüßt, gelebt zu haben. Dann beleuchtet ein ganz besonderes Licht die Gegenwart, als wollte es sie nicht gehen lassen, und das Violett, das helle Violett des Jacarandabaums wirkt strahlender, wärmer, gewisser.

Die Sehnsucht verwalten lernen. Wissen, sie zu nutzen, wenn sie kommt, aber auch wissen, wie man sie vermeidet.

Adieu, mein Bart

Wer weiß, was mich dazu getrieben hat. Der schlichte Überdruß, diese unmäßig vielen Haare im Gesicht zu tragen? Die plötzliche Notwendigkeit einer Veränderung? Das bewußte Verfolgen von stets zu Unzeiten sich ereignenden Auferstehungen? Etwas Obskures, das unaussprechlich genannt wird? Sicher ist, daß, meinen Bart nach so vielen Jahren, die ich ihn getragen hatte, wegzumachen, bedeutete, mein Gesicht auszulöschen.

Mehr noch als mein Gesicht zu verstecken, war mein Bart ein wichtiger Teil der Form, in der ich mein Gesicht meinem Nächsten darbot. Es war nicht einfach, die Tricks zu lernen. Lange war mir die Art peinlich, wie mich Unbekannte draußen, in der Metro, in einer Versammlung oder auf der Reise an einen fernen Ort anschauten. Später ärgerten mich die immer gleichen Witze und ich legte mich mit den Flegeln an, die sich das Recht herausnahmen, freundlich daran zu ziehen, wenn es ihnen in den Sinn kam. Mit der Zeit lernte ich die einen zu tolerieren und die anderen in die Flucht zu schlagen. Ich habe gelernt, mit dem Bart zu lächeln oder die Augenbrauen zu runzeln.

Mit dem Abrasieren habe ich meine Gebärden verstümmelt. Man behält die Bewegung der Gesichtsmuskeln bei; die Ohren sind dieselben, ebenso die Stirn; die Augen, nehme ich an, blicken genau wie vorher. Wenn ich morgens in den Spiegel schaue, erkenne ich die Ecken und Kanten, sehe ich sogar Vorfahren und Blutsbande, Gesichtzüge meines Sohnes und meines Vaters. Aber ich, der ganz Alltägliche, ich tauche nirgendwo auf. Ich entdecke mich nicht in der Matrize der Linien und Umrisse, die das Gesicht dieses Mannes andeuten. Ich trage jetzt mein sozusagen subhumanes Gesicht, ein elementares Gesicht, einen Entwurf, der seinen Bart braucht, um sich zu jemandem herauszukristallisieren.

Wenn es mir, der ich die kleinen Schnitte des Messers spüre, schon schwerfällt, meine eigene Person anzutreffen, muß es meinen entfernten Bekannten wie auch meinen engsten Kumpeln wie ein nicht lösbares Rätsel vorkommen. Sie suchen den Freund und finden nur diesen Hochstapler vor, der ihm die Worte und die Art, wie sie gesagt werden, die Handbewegungen und sogar die Brille gestohlen hat. Einige glauben, daß ich jünger aussehe. Andere, allerdings wenigere, daß ich älter wirke. Wie dünn ich geworden sei, obwohl die Waage immer dasselbe anzeigt, ich sei größer, mein Hals länger. Jemand, der weniger ernst und ruchloser ist. Ja, du bist es, aber bist es auch wieder nicht. Meine Kinder reden von einem neuen Papa, und meine Frau, fürchte ich, reizt die Vorstellung eines neuen Liebsten.

Seltsam, mein Bart. Hoffentlich kehrt er schnell von seiner langen Reise in die Hölle zurück.

Leere Stunden

Ja, der Wecker klingelt, aber was soll's, das war gestern abend, als ich die Zeit in der schönen Hoffnung eingestellt habe, oder besser gesagt ohne diese, daß der nächste Tag, nämlich heute, anders sein würde, die Rückkehr zum Besten, was ich bin, obwohl das allein so wenig ist, aber nein, ich höre die verfluchte Ratsche und mache sie aus, ohne sie zu hören, ein anderer Tag, der nicht beginnt, der mir, noch bevor er begann, entwischt, noch ein dahinkriechender Tag ohne Höhenflug, ein Fiasko ohne Ende, obwohl, ja, allerdings, der Tod, der Tod, der alles zerteppert, die Tasse zersprungen auf dem Boden, tausend Stücke, und sie kann keinen Kaffee mehr in sich halten, ihre elende Aufgabe, genau, ein Kaffee, eine Tasse richtig schwarzen Kaffee, damit ich wenigstens fühle, wie das Herz stehen bleibt, vielleicht ja ein gütiger Infarkt, tum-ta, tum-ta, tum-ta, der Regen, der nicht aufhört, zum Teufel mit den Knochen und diesem dumpfen Schmerz, der ganz von innen kommt, aber schlimmer noch ist das Rheuma der Seele, keine spezifische Wunde, die ordentlich blutet, nein, ein diffuses Leiden, ein vager Schaden, der sogar die einfachsten Gedanken trübt, eine Milchglasscheibe zwischen meinem Geist und mir, nur graue Physiologie, um den Tag hinter mich zu bringen, der bloß gleich aufhören soll, die Stunden gehen durch das leere Fenster, das ständige Murmeln einer kranken Einsamkeit, die sich nicht einmal selber kennt, und der verzweifelte, unnütze Lärm in den Winkeln, nicht einmal Alkohol, wie bequem Bewußtlosigkeit doch ist, nicht das schlaffe, verborgene Geschlecht spüren, nicht die Hohlheit der Lunge, oder womöglich noch weinen, der berühmte Schmerz, am Leben zu sein, aber nein, noch einmal nein, was soll's, was kümmert mich das Lachen der anderen, ihre Ängste, ihre Leidenschaften, ihre Illusion, zu sein, aus mir selber verbannt, vom Zorn und dem Begehren geächtet, die Stunden vergehen umsonst, tum-ta, tum-ta, das metallische, methodische Klopfen, nicht einmal der geknotete Strick, um gleich, ein für alle Mal die Sinnlosigkeit zu beenden, mein Gesicht innen ganz fern, gläserne Augen, eine Zunge wie ein Lumpen, müde vom Nichtreden, und außerdem, wozu auch, die Muskeln sind starr und der Bauch ist hohl, das Fenster naß, die leeren Stunden, die vergehen, die gehen ...

Umzug

Er ging ein paar Minuten lang im Zimmer umher. Seine übliche Traurigkeit und sein Pessimismus hatten sich in den letzten Tagen in Freude und Zufriedenheit, fast in Begeisterung verwandelt, und die Stunde nahte. Er sah ein letztes Mal die Bilder, die ihn so lange begleitet hatten. Das Foto von Guadalupe auf dem Lande, das kleine Foto seines Vaters als Kind, das blaue Bild vom Blonden, den er längst vergessen hatte, und die geheimnisvolle Tuschzeichnung eines von einer Sternschnuppe geköpften Zentaurs.

Er setzte sich in den Lehnstuhl, zog sich die Schuhe an, zündete sich eine Zigarette an und stöberte auf dem Dachboden seiner Erinnerung. Die guten Erinnerungen und die richtig schlechten, die vielen Mißerfolge und die harmlosen Erfolge, die einst geträumten Träume; die gescheiterten Lieben, die hohlen Lieben, die wirkliche Liebe, die im Nichts endete. Die Schwestern und die Eltern, die Freunde. Ein Riesenberg staubiger Erinnerungen und Schubladen voller alter Papiere.

Er hätte am liebsten seine Angst ins Klo gekotzt, sich mit Hammerschlägen seines Penis entledigt, die verhaßten inneren Stimmen aus dem Fenster geworfen. Ganz rein aufbrechen. Er legte bloß die kalten, fernen Blicke auf den Fußboden.

Unten erwartete die menschenleere Straße geduldig das Morgengrauen. Die gleiche zarte Dunkelheit der Schlaflosigkeit, die graue Geometrie des Betons, die Bäume beim Nachhausekommen, die Schritte, die sich in der Zeit verlieren. Der Zigarettenrauch stieg langsam zur Decke auf.

Er erhob sich, zog die alte grüne Jacke an und löschte das Licht. Er schloß die Tür, ohne sich umzusehen und stieg eilig auf den Dachboden, der Augenblick war gekommen. In einem Abstand von etwa dreißig Metern wartete, mit dem Hals an einem gelben Nylonseil aufgehängt, seine eigene Leiche auf ihn, seine neue Bleibe.

Nur Worte

Eine der hervorstechendsten Eigenschaften des Körpers ist seine Vergänglichkeit. Wenn er auch vor Lust bebt und zittert vor Kälte; wenn er auch Nahrung verlangt und sich vor Schmerzen krümmt; wenn er sich auch einer wahrhaft unglaublichen Beweglichkeit rühmt und sich etwas auf seine bewundernswerte Sensibilität einbildet; wenn er auch fähig ist, eine ganze Seele in sich aufzunehmen: das im Leben maßlose Fleisch verfällt, bis es stirbt, das ist sein genetisches Schicksal, das häufig als die einzige Gewißheit beschrieben wird.

Aber in seiner offensichtlichen Hilflosigkeit, ist der Körper doch auch eine Festung. Er besitzt Geschicklichkeit und ist erfinderisch, er ist Augen, Ohren, Werkzeug. Doch vor allem war am Anfang der Welt das Wort. Das Wort hat bereits von Anbeginn an eine metabolische Funktion, obwohl viele Tausende, Hunderte und Hunderttausende von Jahren vergehen mußten, bevor der Sapiens den ersten Satz erfand. Es braucht mehrere Jahre mütterlicher Fürsorge, damit das Kind sprechen lernt und noch viele Jahre, in denen es der Welt überlassen ist, bis der Erwachsene das ausdrücken kann, was er möchte. Diese einzigartige Lehrzeit ist nie zu Ende; sie dauert ein ganzes Leben an und sogar nach dem Verlöschen des Individuums geht sie im Laufe der Generationen weiter.

Eine Zunge, Lippen, unten die schwingende Membran der Stimmbänder, und oben dieser Bohrkopf und die merkwürdige Funktion des Gehirns, die Vorstellungskraft genannt wird. Worte, um zu überzeugen und zu verhandeln und sich zu versorgen, Worte, um verliebt zu machen und die Art zu erhalten, Worte, um Göttlichkeit zu erlangen, um

Geschichte zu machen oder sie durcheinander zu bringen, Worte, um sich zu amüsieren, um zu weinen, um zu staunen. Ein Ausstoßen von Luft im Sinne des Augenlichts der Griechen der Antike: man muß die Dinge benennen, um sie zu sehen. Eine präzise, immer komplexere Physiologie, die in einem fort die Welt mit Namen versieht, als wollte sie sie erleuchten. Worte, nur Worte, wie es in einem recht schlechten Schlager heißt.

Das Gesicht der Toten

Augen ohne Iris, die nicht mehr schauen, reglose, geschlossene oder geöffnete Lider, kalte, leere Falten, halb geöffnete, unbewegliche Lippen, eine spitze Nase, größer gewordene Backenknochen, fahle Hautfarbe, Blässe. Das Gesicht der Toten, was verrät es? Dem Lebenden sein eigenes Leben, unumwunden. Er hingegen ... Seine Gegenwart wächst, wenn er seine einzige Bestimmung betrachtet. Angesichts der großen Reglosigkeit wird die Bewegung ringsum größer. Die Lunge reist kilometerweit und zieht einen Ozean an Luft ein. Die Tränen sind diesseitig: er hat uns verlassen. Der Lebende ist ungewollt noch lebendiger. Noch schmerzlich lebendiger, wenn es ein Verwandter ist und reich, unverschämt lebendig, wenn der, der dort liegt, ein Untergebener oder ein Feind ist.

Das Gesicht des Toten zeugt natürlich auch von dessen Leben. Kurz, lang, sehr lang. Hart oder sanft, bitter oder süß, würzig oder fad. So viele unterschiedliche Spuren, die sich in wechselndem Gesichtsausdruck und Grimassen summierten, Gebärden faltig werden ließen, sie bis zum letzten Schlag von vorn, dem finalen Stich mit dem Grabstichel vertieften. Und auch die Umstände des Todes sind darin: ertrunken, im Kampf gefallen, ruhig im Schlaf, die Krankheit und der Schmerz, die Panik.

Das Gesicht eines geliebten Toten ist der erste Schritt in ein Vergessen, von dem man möchte, daß es nie aufhört. Denn von nun an wird das vollständige Bild desjenigen, dem man nachtrauert, nur in den Träumen zurückkehren und das auch nur sehr selten. Alles andere sind Fotos und Nebelhaftes auf einem langsamen, aber unerbittlichen Weg zur Auslöschung. Was würden wir dafür geben, dieses Gesicht noch einmal lebend zu sehen, nur ein einziges Mal.

In diesem letzten Gesicht sind alle vorangegangenen enthalten. Das Kind verliert, wenn es heranwächst, sein Neugeborenengesicht nicht, nur wird ihm dessen Fleisch in aufeinanderfolgenden Graden der Abstraktion einverleibt. Als die Augenbrauen ihren Schwung verloren, bekam er Pausbacken, und als diese verschwanden, legte er eine gewisse Schwerfälligkeit der Zunge in dieses Gesicht. Und so geht es weiter, bis er zu einem Greis wird, und vom ersten Weinen vielleicht nur eine Faser im Blick zurückbleibt, hin und wieder ein winziges, kaum wahrnehmbares Aufblitzen, klein wie ein ferner Stern am Gewölbe des Firmaments. Erst wenn es stirbt, hört das Gesicht auf, sich herauszubilden.

Das erste Gesicht des Toten ist zugleich die Schwelle zur anderen Seite, schneller und gewaltsamer: zum Sichablösen des Fleisches vom Schädel, in dem kein anderes Merkmal bleibt als das ewig sarkastische Lächeln und der trübe Blick der leeren Augenhöhlen.

Foto mit schlafender Frau   Für Miggie

Das Foto ist sepiafarben, kleinformatig und relativ alt. Es trägt an den Ekken Narben von dem vielen Herumreisen in Schuhschachteln. Sicher gehörte es einmal in ein Album, oder es hat sich mit anderen in einen Umschlag verzogen, um später eingeklebt zu werden. Heute sprang es zwischen den Papieren auf dem Schreibtisch hervor und posaunt seine Erinnerung hinaus.

Der mit nicht sehr hochgewachsenem Rasen bedeckte Boden verliert sich und verschwindet an der Biegung des Hügels. Ein weiterer Berg tauchte etwas ferner wie der Rükken eines Wals auf, und im Hintergrund erstreckt sich Iztlaccí huatl, die Schlafende Frau, ihre vulkanische Majestät, von einer Seite zur anderen. Links liegt, so wie man es auch von hier sieht, wenn man es sehen kann, das Haupt mit seinem weißen, langen Haar.

Das Gesicht der Großmutter befindet sich genau auf der Höhe des majestätischen Busens, und genauso groß und mit dem gleichen, bis unter das Knie reichenden Rock, steht ihre Tochter vor der Hüfte des großen Berges. Sie posieren, den Arm um einander gelegt, an einem Nachmittag des Jahres dreiundvierzig, eine Landpartie auf dem Weg nach Puebla, sicher ein Sonntag. Meine Mutter ist jung und lächelt fröhlich, eine hübsche, ausgewachsene junge Frau, die gerade die letzten kindlichen Züge ablegt. Die Großmutter ist auch sehr jung. Man sieht, daß meine Mutter seither immer mehr vom Leben, ihren Gefühlen, ihren Ambitionen, der Zeit, dem Bild von sich selber verlangte. Die Großmutter hatte alles in der Liebe gehabt, der junge Großvater war ein paar Jahre zuvor umgebracht worden, und den

Rest ihrer Tage würde sie nichts weiter tun, als ihre Erinnerungen in bunte Decken zu verweben.

Der Vulkan ist derselbe und der Schnee, der ihn bedeckt, der gleiche. Der Boden sieht anders aus, und die Großmutter, die durch das Jahrhundert der Jahrhunderte schlafende Frau, ist verschwunden, und nur die Fotos sind zurückgeblieben und der Staub auf einem vergessenen Grab.

Man sagt, die Toten würden erscheinen und reden. Ich höre nur ihr Schweigen.

Solitaire

Die Karten sind gemischt und der Tisch bereit. Im Zimmer ist niemand außer einer schlafenden Katze und dem einsamen Mann.

Vier der Stäbe, König der Münzen, Bube der Kelche, Zwei der Schwerter: nichts. Er hat das Spiel in ferner Kindheit gelernt, indem er seiner Großmutter zuschaute. Für sie hatten jede Zahl und jede Person nicht eine genaue Bedeutung, sondern einen Charakter und eine bestimmte Sympathie, und jede von ihnen war seltsam verschwägert mit den vielen Erinnerungen, die wie ein Wasserfall an jenen leeren Nachmittagen, die sich auf so wundersame Weise füllten, aus ihren Lippen hervorquollen. Aber die Großmutter war schon vor langer Zeit dahingegangen, und jetzt mußte er sich seine eigene Erinnerung, seine bevorzugten Karten, seine ersehnten Figuren und die antipathischen Zahlen selber machen.

Pferd der Kelche, so hochmütig und eingebildet. Ab auf den Stapel. Dasselbe gilt für die Sechs der Schwerter, die aus welchem Grund auch immer, stets ungelegen kommt. Zwei der Münzen, zwei große Medaillons mit dem Profil eines illustren Traumbilds, eine liebenswerte, strahlende Karte, glückverkündend. Schlecht allerdings, daß sie schon so früh kommt, aber du wirst schon sehen, hier kommt die Nummer drei, die ihn rettet: der König der Stäbe, Teufel auch.

Es ist dasselbe alte Kartenspiel, das so abgenutzt ist, daß auf der Fünf der Schwerter nur noch drei sind, und dem Pferd der Münzen ein Huf fehlt. Auf den Vieren lassen sich die neoklassischen Allegorien noch erahnen: die Vier der Kelche, eine nackte Frau mit einem Cupido auf dem Schoß und einer Weintraube in der Hand; die Vier der Stäbe ist merkwürdig, ein Einsiedler mit weißem Bart und einem Löwen neben sich; auf der Vier der Münzen umarmt und küsst sich ein Paar unter einem Busch voller Vögel; ein Jüngling in einer weißen Rüstung hat das Schwert auf seinen Gegner gerichtet, der ohne Schild und Helm, die Waffe außer Reichweite, auf dem Boden liegt. Jetzt kommt Letzterer und nichts: ohne weiter nachzudenken auf den Stapel mit ihm. Am Ende eine Sieben für den Buben und dann für den König der Münzen das Pferd der Stäbe. Wenn es umgekehrt gekommen wäre, wenn nur ...

Als würde er Steine in einen Teich werfen, gibt der Mann die Karten aus, und es bilden sich kreisförmige Wellen in der statischen Stille. Was ist am Pferd der Schwerter, daß es ihn an eine Dame aus der Vergangenheit denken läßt? Andere Karten, beispielsweise die Drei der Kelche führen ihn in Versuchung, die naheliegenden Dinge zu betrachten, den Stuhl, auf dem er sitzt, die Zigarette, die er raucht, das Licht im Fenster.

Schwert, Kelch, Stab: die drei Asse fallen plötzlich, und das ist gut, ein Triumph zeichnet sich in der Ferne ab, die festgelegte Formation eines jeden Stabes in aufsteigender Ordnung, ruhiges Alter des Packs von Spielkarten im Gegensatz zu seiner wild gemischten Jugend. Über der Sieben der Bube und darüber das Pferd. Aber nein, der Stapel ist schon sehr groß und viele Erinnerungen und auch Prophezeiungen gab es, und diese arme Zwei der Münzen bis unten hin vom König der Stäbe zermalmt, dem Zieraffen der Stöcke. Eine frühe schlechte Entscheidung, ein Coup des Lebens, der nicht ausgelöscht werden kann, das Schicksal verkompliziert sich und wird noch komplizierter. Niemand sieht ihn, das stimmt schon, hier, fern des Weltgetöses allein im Zimmer, aber was für einen Sinn hat es denn, sich beim Solitaire selbst zu betrügen? Amüsant ist doch, wenn es nicht aufgeht. Die höchste Karte der Münzen, das As der Münzen, die letzte Karte: gerade noch rechtzeitig, Dummkopf. Er mischt die Karten wieder und beginnt von neuem. Hoffentlich geht sie jetzt auf, obwohl damit das Spiel zu Ende wäre, das angesichts der Tageszeit sowieso bald zu Ende sein wird. Die Katze hinaus auf die Dächer, und auf die Lider des einsamen Mannes die Nacht.

Morpheus' Orakel

Sage mir, Morpheus' Orakel, was geschieht, was mit diesem Sack Knochen passiert, der nicht einmal fähig ist, den Schlaf herbeizuführen, mit dem er dich beschwören kann. Gib mir irgendeinen Schlüssel, mag er noch so klein und kryptisch sein, ein Brosamen im dichten Wald, damit ich weniger verloren den Tag erreiche.

Ich versuche, mich im Flug der Vögel zu ergründen, doch diese wahrsagerischen Künste kommen mir alt vor und nur die Geschwindigkeit des Kolibris und sein beharrliches Rüsseln vermögen mich zu zerstreuen. Ich verliere Zeit mit dem unentschlossenen grauen, rotköpfigen Vogelweibchen, das jeden Morgen den Jacarandabaum sondiert, als wollte es sein Nest bauen, ohne es jemals zu tun. Ich recke, wie San Juan de la Cruz vorschreibt, den Schnabel in die Luft, und es kommt dabei nichts weiter heraus als diese obskuren Bauchschmerzen, der Druck auf der Brust und diese verfluchte Übelkeit.

Ich lese pünktlich die Zeitschriften, aber diese hellseherischen Künste sind vielleicht zu neu für mich, und mich zerstreuen die Geschwindigkeit der Fotos und das Bellen der Schüsse und Köpfe nur. Acht Spalten, Titelseite, und wieder wie gehabt führen die kleinen Buchstaben unausweichlich zu diesem dumpfen Unwohlsein.

Auf dem Asphalt gibt es keine Spuren nächtlicher Tiere, die man morgens lesen und dem Verständnis einer geordneten, angemessenen Kosmogonie unterwerfen könnte. Ein vollständiges amtliches Arzneimittelbuch hilft mir am Ende nicht, mögen die Elixiere und Heiltränke noch so unverzichtbar für mich sein. Ist es nur Paranoia, was mich in den Blicken, ja sogar im Wehen des Windes niederschmettert?

Bin ich, wie ich häufig vermute, nur ein armer Psychotiker? Alles Einbildung und nichts weiter?

Ich habe ideologische Kabbalas konsultiert, die viel und immer das gleiche versprachen: den beharrlichen Schmerz eines Pferdes, das so viele Wege zurückgelegt hat. Wissenschaftliche Kabbalas und künstlerische Kabbalas, philosophische Rätsel und religiöse Hermetismen, politische Visionen und militante Begeisterung, die Klarsichtigkeit des einen oder anderen Buches. Nichts weicht angesichts dieses historischen Schmerzes.

Du bist der Gehenkte, die zwölfte Arkana, der Apostolat des ägyptischen Tarots, und hast blaue Füße und hältst die roten Beine gekreuzt. Es stimmt, wirst du sagen, wo immer ich hingehe, hänge ich im Ungewissen, ein Nachzügler des Lebens und der Erinnerung; ich werde bestimmt zu spät zu meiner Beerdigung kommen, und heute, wenn ich denn ankomme, werde ich zu spät bei meinem eigenen Körper ankommen.

Der Wehrtum Für Anselmo Ortiz Vázquez

Es war ein Wehrturm auf einer kleinen, nahe der Küste gelegenen Insel. Nur ein Turm mittlerer Höhe, vier dicke Steinwände und im Inneren nur drei nüchterne Zimmer um den Hof aus gestampfter Erde.

Die mit Zinnen versehenen Umrisse und ein bestimmter Akzent beim Denken, erinnern an andere Zeiten.

Wichtig ist, daß der Wehrturm immer dort war, bei Sonne und Sturm. Das Morgengrauen überraschte ihn, bis in die Wolken gereckt, frisch, morgendlich, einsam. Er verbrachte seine Tage schweigend und einfach, selbstverloren auf der Härte des Felsens und in der Geduld des Windes. Manchmal schien er sich unter dem Gewicht der Sonne in der Dämmerung zu beugen. Doch in den Nächten, Nächten des Hütens und nie des Feierns, ging vom Turm ein ruhiges, warmes Strahlen aus, ein eben gerade gewispertes Licht.

An seine Augen habe ich drei Erinnerungen: die Sehnsucht nach dem, was dem Mann gehörte, und nach der eigenen Kindheit, den Stolz eines unehelichen Kindes auf einen Vater, der ihn verachtete, und eine rasende Zärtlichkeit, die ihn immer überwältigte. Ich erinnere mich auch an die Intelligenz seiner Hände, seine riesigen Taschen, die Nase, die Zähne und die Lippen. Wie kann ich die Erinnerung an mein erstes Weinen wiedererlangen?

Eines Tages bin ich ins Meer gesprungen und bis zur kleinen Insel geschwommen. Der Kieselstrand wurde sofort zu einem Feld aus Seeigeln, die sich in der Dünung gefährlich näherten. Ich hatte schon keinen Grund mehr unter den Füßen, als das Bewußtsein der Gegenwart eines Hais das geheimnisvolle Blau des Wassers färbte: die unerwartete Gier eines Schattens, die riesigen Kiefer, die Unmöglichkeit einer Umkehr. Die Augen aufgerissen, atmen bis zum Anschlag, Schwimmzüge mit kochenden Muskeln. Das Licht des schwindenden Tages ritzte schräg das unendliche Wasser.

Ich habe den alten Wehrturm nicht erreicht. Als ich ihn umarmte, kam aus seinem Mund der letzte Atemzug.

Sternenglitzern

Dort in der Ferne, in unendlicher Ferne, viele Lichtjahrhunderte entfernt stirbt ein Stern. Wie viele Welten mit ihm, wie viele undenkbare Dinge und ungewöhnliches Bewußtsein?

In der Einsamkeit des Kosmos bewegt einstweilen ein anderer Stern, unsere Sonne, das Wasser, und Orchideen treiben aus: sehr weit von hier, viele Lichtjahrhunderte entfernt.

Meine Knochen von damals werden morgen Staub sein. Ich kenne die Umrisse meines Gesichtes nicht mehr. Wie alt ich bin. Meine Tränen bedecken zwei Drittel der Erde. Sterbensmüde werde ich erneut geboren. Weit, sehr weit, viele Blutjahrhunderte entfernt.

Ich bin darüber, daß ich lebe, so überrascht, daß ich damit immer weiter fortfahren muß. Ich lebe von der Luft. Ich lebe von der Quelle und ihren fließenden Wassern. Ich lebe im Herzen, das sich bewegt und in den Fragen, die entstehen, auf den erdigen Wegen und im Abendlicht. Ich lebe im Moor. Ich lebe auf dem Mond. Die Wolken ziehen in der Ferne vorbei.

Der Tag beginnt
        Abgelaufene Sohlen der kräftige Mann, Bienenhonig für die Kinder und ein Tropfen Blut für die schöne Dame. Sie gehen über namenlose Wege, gehen einfach, gehen und gehen. Von morgens bis abends, er murmelt zusammen mit dem Wind ein Lied, immer dasselbe

Saft der Apfelsine
Azaleenblüte,
begrabt den Wanderer:
das Leben geht zu Ende.

Nachdem sie gelacht und jede Menge gespielt haben, weinen die Kinder. Vor Müdigkeit und Hunger. Für diesen Tag macht die wunderliche Karawane Halt.
    Ein plumpes, abgewetztes Zelt wird aufgerichtet. Der Mann sucht Feuerholz und die Frau stillt.
    Das Feuer gibt im Kreis herum zu essen. Ein Süppchen für den starken Mann, Bohnen für die Kinder und einen grünen Apfel für die schöne Dame. Die Nacht bringt die Worte und setzt eine zeitlose Geschichte in Gang »Bevor es die Sonne gab, noch bevor die Würmer entstanden, lange Zeit, bevor er in ihren Augen die Gründe für das Licht las ...« Die Mutter deutet ein Lächeln an: die aufmerksamen Köpfe werden bald schlafen. Sie beide werden das Feuer bis zur letzten Glut bewachen, ihnen gehört das Leben. Zeit zu reden, gemächlich zu rauchen. Zeit, die Knochen zu befragen, Zeit, ruhig die Hilflosigkeit zu spüren. Zeit, nach innen zu weinen, über irgendeine Dummheit zu lachen, in den Himmel zu blicken, wie man so blickt. Zeit für Salz und Herzen.
    Schließlich schlafen alle. Ihr Atem ist ein einziger Atem,

ihre Wärme ist eine einzige Wärme, ihre leichte Bewegung ist eine einzige Bewegung. Ihr Schlaf ist ein einziger Schlaf. Und nur Stille entweicht ihren Lippen.

Dann kommt die Sonne hervor, und der Tau auf dem Gras weckt sie. Das kleinste Kind bewegt sich und jammert. Die Mutter kommt ihm zur Hilfe, der Vater reckt und streckt sich. Die Mädchen stehen eines nach dem anderen auf. Der Mann streckt die Glieder und schaut auf den Horizont, dann facht er die Glutreste an. Hartes Brot und dünner Kaffee für alle. Es wird wenig gesprochen, nur vereinzelte Worte. Der Tag beginnt.

Sie verlieren sich in der Ferne auf einem Weg zwischen den Hügeln. Mageres Gepäck, abgelaufene Sohlen. Fest ausschreitend der Mann, Unverständliches plappernd die Kinder und voller Schönheit die Dame. Sehr viel später, in einer zeitlosen Geschichte, trägt der Wind ein Raunen heran,

Saft der Apfelsine
Azaleenblüte ...

© P. Kirchheim Verlag, 2004
© Mauricio Ortiz, 2001
© Vorwort: Antonio Tabucchi, 2001
Alle Rechte vorbehalten
Umschlag: Iris Hausmann
Gestaltung und Satz: Johannes Steil, Karlsruhe
Druck und Bindung: AALEXX Druck GmbH,
Großburgwedel

Printed in Germany

ISBN 3-87410-099-5

www.kirchheimverlag.de